AIDS:
A RELAÇÃO MÉDICO-PACIENTE

MARCO DE TUBINO SCANAVINO

via lettera

1ª edição: junho de 2003

Catalogação na Fonte do
Departamento Nacional do Livro

S294a Scanavino, Marco de Tubino
Aids: A Relação Médico-Paciente / Marco de Tubino Scanavino
— São Paulo : Via Lettera Editora e Livraria, 2004.

168 p. ; 21 cm.

Inclui Bibliografia

ISBN 85-7636-003-9

1. Aids (Doença) - Aspectos sociais. 2. Aids (Doença) - Aspectos psicológicos. 3. Médico e paciente. 4. Pessoal da área médica e paciente. 5. Aids (Doença) - Pacientes - Psicologia.

CDD: 610.696
CDU 616-051

Equipe de Realização

Capa Carlos Avelino de Arruda Camargo e
Eduardo Magnani
Editores Monica Seincman
Jotapê Martins

Via Lettera Editora e Livraria Ltda.
Rua Iperoig, 337
05016-000 São Paulo SP
Telefax: (11) 3862-0760 / 3675-4785
e.mail: vialettera@uol.com.br / vialettera@vialettera.com.br
www.vialettera.com.br
2004

Impresso pela Gráfica VIDA & CONSCIÊNCIA

À Dona Nara, minha mãe

Agradecimentos

No percurso iniciado com a pesquisa até a publicação deste livro, obtive o apoio e a colaboração de muitos. Aproveito a oportunidade para lhes agradecer, correndo o risco de algum esquecimento.

Primeiramente, agradeço à *Profa. Carmita Helena Najjar Abdo*, que me abriu portas, me iniciou no aprendizado em pesquisa científica e me orientou na elaboração da dissertação de mestrado, tendo, portanto, reconhecidos méritos na concretização deste projeto.

Aos *Profs. Wagner Farid Gattaz, Valentim Gentil Filho e Zacaria Borge Ali Ramadam*, pela oportunidade de realizar esta pesquisa pelo Departamento de Psiquiatria da Faculdade de Medicina do Instituto de Psiquiatria do Hospital das Clínicas de São Paulo.

À *Profa. Maria Aparecida Shikanai Yazuda* do Departamento de Doenças Infecciosas e Parasitárias da Faculdade de Medicina do Hospital das Clínicas de São Paulo, pela permissão para o desenvolvimento da pesquisa de campo, bem como ao *Prof. Wlademir Queirós* e à Direção do Hospital Emílio Ribas.

Aos *Profs. Maria Aparecida Basile*, *Maria Lucia Baltazar, André Malbergier e Drausio Vicente Camarnado Junior*, pelas valiosas sugestões durante o desenvolvimento do trabalho.

Aos amigos *Eduardo Ascêncio Magnani e Carlos Avelino de Arruda Camargo* pelo primoroso trabalho com a criação e arte final das capas; bem como a *Carmem Tzanno e Jotapê Martins* pelas sugestões e apoio na finalização deste trabalho.

Finalmente, agradeço aos médicos residentes que corajosamente se dispuseram a participar deste estudo.

Sumário

Lista de Siglas

Aids	Síndrome da Imunodeficiência Adquirida
DST	Doenças Sexualmente Transmissíveis
EUA	Estados Unidos da América
EV	Endovenoso
HIV	Vírus da Imunodeficiência Humana
HIV+	Indivíduo Soropositivo para Imunodeficiência Humana
SMS	Secretaria Municipal de Saúde
UTI	Unidade de Terapia Intensiva

Lista de Gráficos

Lista de Tabelas

Prefácio

Escrever a respeito da Aids, sob a perspectiva da relação médico-paciente, é evocar a tênue linha que separa o médico do seu cliente, o curar do adoecer, a vitória da derrota.

Mais tênue do que se possa supor, a uma primeira análise, essa linha muitas vezes rompe-se, deixando sem delimitação dois campos que se idealizaram sempre distintos. Em um fragmento muito, muitíssimo curto de tempo, tudo se transforma num só sentimento, numa só realidade: somos todos humanos, afinal.

O médico nasce com vocação para a Onipotência e brinca que é Deus, até que se depara com seus próprios limites, os limites da doença que custa a se curar ou que não se cura. Tão mortal quanto seu paciente, que acaba de falecer e revelar, com sua morte, a efemeridade da existência e a inexorabilidade da finitude, o médico se fragiliza.

Fragilizado, e consciente ou não dessa fraqueza, costuma ele evitar contato consigo mesmo, impedindo, assim, o confronto entre o glorioso deus e sua nem sempre gloriosa jornada.

À semelhança do próprio Deus, que criou o Mundo "numa atitude repleta de amor" (como cantou o poeta), o médico antecipa a ação ao pensamento. Luta e lutará sempre pela preservação da saúde, mesmo que isso lhe custe ir além de suas forças, ficar aquém da razão consensual.

E que forças são essas?

Quereria o médico salvar para ser salvo, resgatar para ser protegido, debelar para ser reconhecido?

E, se assim fosse, em que estaria seu mérito diminuído?

Pelo contrário: humanizado, não só pelo limite de seu poder – mas pelo medo do desafio, da exposição e da derrota –, estaria ele mais próximo daquele a quem cuida, mais afastado de sua condição quase divina.

Acima de tudo, ser médico é conseguir uma competência especial para um sentimento seletivo; um sentir que não paralisa o corpo nem compromete o juízo. Um sentir que cuida e não estigmatiza; acolhe e não aprisiona; sabe, mas não delata.

Impossível aprendizado curricular esse que, no entanto, se manifesta como o diferencial mais contundente entre aquele que apenas se formou e quem de fato exerce a Medicina, porque aprendeu a exercê-la em todos os dias de sua vida.

Flagelos, como o da Aids, colocam a Humanidade em alerta e os médicos em cheque, constituindo-se em verdadeiros referenciais que confirmam essa premissa.

Mais do que um bom médico, todo paciente idealiza poder contar com um médico bom, em cuja vida profissional as atitudes negativas ou paradoxais, discriminatórias ou mesquinhas não tenham tido lugar. Um médico sem pródromos e sem seqüelas das doenças da alma, mas vacinado e com as cicatrizes que garantem maturidade e equilíbrio emocional.

O livro que o Dr. Marco Scanavino escreveu, a partir de sua dissertação de mestrado, traz o testemunho incontestável do quão difícil é corresponder a essa idealização. Mais do que isso, o livro propicia esclarecedora e abrangente aquisição de conhecimento sobre os mais diversos aspectos da relação médico-paciente, no tratamento da Aids.

Um debate, uma aula, um curso...? Uma lição de vida, eu diria.

Carmita Abdo
Fundadora e Coordenadora do
Projeto Sexualidade (ProSex) do
Instituto de Psiquiatria do HCFMUSP
Professora Livre-Docente da FMUSP

Quem faz um poema abre uma janela.

Respira, tu que estás numa cela abafada,
esse ar que entra por ela.

Por isso é que os poemas têm ritmo –
para que possas profundamente respirar.

Quem faz um poema salva um afogado.

Mario Quintana

Prólogo

Este livro tem por finalidade divulgar os aspectos humanísticos e psicossociais envolvidos na prática clínica com portadores HIV/Aids. Sendo assim, não se destina exclusivamente aos médicos, mas *a todos os profissionais de saúde* que têm a oportunidade de atender portadores da infecção pelo HIV. Salvo as especificidades de cada profissão da área da saúde, os fenômenos abordados neste livro são universais àqueles que se aventuram nessa experiência clínica.

A obra está dividida em quatro partes. Inicialmente, apresenta a contextualização teórica sobre o tema "a Aids e a relação médico-paciente", tecendo uma rede de conceitos que permite ao leitor aproximar-se da complexidade presente nesta relação. A segunda parte apresenta a pesquisa que conduzimos junto aos médicos-residentes dos serviços de moléstias infecciosas do Hospital das Clínicas e do Hospital Emilio Ribas de São Paulo. Seus achados iluminam pontos antes obscuros do nosso objeto de estudo, permitindo um rico trabalho de reflexão acerca das atitudes, das dificuldades psicológicas e do sofrimento dos médicos frente aos portadores HIV/Aids. Não obstante, contribuem para a formulação de novas hipóteses e correlações acerca destes fenômenos, conduzindo-nos a uma compreensão mais abrangente da complexa dinâmica envolvendo os sujeitos presentes nessa relação: o médico e o paciente. A terceira parte, especialmente para aqueles interessados em pesquisa, traz os principais anexos empregados no estudo, e a quarta, a lista de referências bibliográficas.

Os escritos da capa são comentários dos médicos-residentes pesquisados.

Introdução

A origem deste trabalho remonta ao ano de 1992, quando passei a trabalhar num Hospital-dia de Saúde Mental em Pirituba – SP, especializado no tratamento de pacientes psicóticos. Paralelamente, iniciava a minha análise pessoal e o estudo da psicanálise, participando de um grupo de estudos e de supervisões de casos coordenados por uma psicanalista.

O referencial teórico e o processo psicanalítico influenciaram diretamente a minha atuação profissional, particularmente no atendimento dos pacientes psicóticos. A mudança na forma da abordagem (escuta com referencial teórico psicanalítico) repercutiu favoravelmente quanto à formação do vínculo terapêutico, adesão ao tratamento, evolução e obtenção de resultados no atendimento de tais pacientes.

A percepção de que tal complementação em minha formação profissional promoveu tão grande diferença no tratamento e evolução destes pacientes impressionou-me muito e originou a hipótese de que o trabalho médico envolve a necessidade da instrumentalização do profissional com recursos técnicos e conhecimento teórico para a abordagem dos aspectos humanísticos e subjetivos envolvidos no processo do adoecer e presentes no ato clínico.

Esta idéia foi confirmada, quando, em 1996, trabalhando como médico-assistente na Casa de Saúde Nossa Senhora de Fátima, fui convidado a supervisionar os residentes de Psiquiatria da Santa Casa de Misericórdia, cujo estágio de enfermaria passou a realizar-se no "Fátima" naquele ano. Nesta atividade, acompanhando os novos profissionais em entrevistas com as pacientes internadas, pude observar a dificuldade destes no estabelecimento de uma relação médico-paciente genuína, que desse oportunidade a uma coleta de dados ampla e não apenas direcionada para os sintomas, fornecendo mais condições à elaboração de hipóteses diagnósticas, ampliando, deste modo, a atuação profissional e o potencial de ajuda aos doentes.

Em 1997, motivado pela experiência de atuar no ensino, procurei o Programa de Pós-Graduação do Departamento de Psiquiatria do Instituto de Psiquiatria do Hospital das Clínicas de São Paulo.

Levei minha hipótese ao conhecimento da Profa. Dra. Carmita Helena Najjar Abdo, pesquisadora de referência do tema, cuja tese de livre-docência versara sobre os erros de comunicação dos residentes de Psiquiatria no atendimento a pacientes psicóticos. Desse encontro, surgiu a feliz oportunidade de ingressar no referido Programa de Pós-Graduação, sob a orientação da professora, tendo como objeto de investigação a relação médico-paciente.

Revisando a literatura sobre o tema, observamos que, nos últimos anos, diversos autores, especialmente psiquiatras ligados a instituições de ensino, voltaram a enfatizar em publicações especializadas a importância do ensino dos conteúdos referentes à disciplina de Psicologia Médica nos Programas de Residência; preocupados com a tendência atual de tecnização da prática médica, alertando para o risco da desumanização da relação médico-paciente (Reiser, 1988; Yorke, 1988; Ba *et al.*, 1992; Tasman, 1994; Andreasen, 1996; Abdo, 1992).

Em matéria da seção "Saúde" do jornal *Folha de S. Paulo* de 25 de outubro de 1997, lia-se a manchete: "Médico quer melhor relação com paciente". O artigo era fruto de um alerta do IV Congresso Brasileiro de Clínica Médica realizado em São Paulo de que as Escolas Médicas precisavam ensinar o aluno a ouvir o paciente. Mesmo dispondo da mais alta tecnologia, a Medicina continuará dependendo do ouvido e do toque do médico (Biancarelli, 1997).

Cassorla (1990) e Martins (1994) afirmaram a importância desse nível de atenção (integral) especialmente no atendimento a pacientes com Aids. Os diversos elementos particulares que esta doença traz consigo, a questão da sexualidade, da terminalidade (inclusive em indivíduos jovens), dos padrões de costumes alternativos e/ou marginais, tornam complexo seu manejo clínico.

Paralelamente, devido ao crescimento alarmante dessa pandemia, cada vez mais o atendimento dos pacientes torna-se comum nas diversas especialidades médicas.

Cassorla (1990) e Wickramasuriya (1995) observam diversas questões práticas, mas de resolução muito complexa, da realidade de um infectado: a rejeição social e familiar, a necessidade de cuidados médicos intensivos, a dificuldade de leitos em hospitais, a falta de profissionais treinados, a necessidade de moradia para quem perdeu tudo; perdas e lutos pelos familiares, os amigos, os parceiros sexuais, o próprio corpo e sua decadência.

Torna-se evidente que não se trata apenas de um problema físico. A Aids envolve uma dimensão maior, psicossocial, colocando em cena questões econômicas, políticas e ideológicas.

Os artigos, que serão detalhadamente referidos nos capítulos deste livro, relatando as dificuldades dos médicos, em sua formação retilínea, para se confrontarem com "o fenômeno Aids", a questão das atitudes negativas dos mesmos frente aos portadores e doentes, sensibilizaram-nos de imediato, e deram ensejo à proposta de um estudo focalizado sobre a relação médico-paciente na Aids.

Na primeira parte, desenvolvemos a contextualização teórica sobre o tema "a Aids e a relação médico-paciente", composta pelos seguintes capítulos: a psicologia médica e suas origens, a relação médico-paciente, a necessidade de uma formação médica em bases humanísticas, a formação médica atual e suas vicissitudes, breve panorama epidemiológico da Aids no Mundo e no Brasil, temas de difícil abordagem relativos à Aids, as atitudes negativas, as atitudes paradoxais, as atitudes estigmatizadoras aos padrões de costumes alternativos e as dificuldades psicológicas. A segunda parte dedica-se à pesquisa realizada com os médicos residentes, na qual apresentamos o método utilizado, detalhando os passos da pesquisa, desde a coleta de dados até a análise estatística, bem como à apresentação dos resultados e a discussão. Para finalizar, expomos nossas conclusões e as considerações finais. Em anexo, apresentamos o questionário utilizado, o modelo do termo de consentimento livre e esclarecido, a análise estatística e os comentários livres dos médicos residentes. Por último, o leitor encontrará as referências bibliográficas que nos serviram de suporte.

Este livro é uma contribuição ao tratamento dos pacientes com Aids. Identificando as atitudes que comprometem o estabelecimento de uma relação médico-paciente genuína, poderemos elaborar intervenções na educação médica a fim de corrigi-las, obtendo com isso uma melhora da qualidade dos cuidados prestados (com maior consideração aos fatores psicossociais envolvidos), certamente resultando num aumento da adesão ao tratamento, com melhor evolução e qualidade de vida dos doentes. Além disso, esta obra também visa ressaltar o nível de dificuldades psicológicas envolvidas e quais os elementos cujo manejo é mais árduo, a fim de que se possam disponibilizar medidas voltadas à formação que minimizem a sobrecarga emocional e o sofrimento dos médicos e demais profissionais da área da saúde.

I

A Relação Médico-paciente e a Aids: Contextualização Teórica

A Psicologia Médica e Suas Origens

Foi Hipócrates (século V a.C.) – o pai da Medicina – que escreveu a primeira página da história da psicologia médica. Ele examinava seus pacientes de forma cuidadosa, relacionando suas queixas às circunstâncias em que se iniciavam, às condições de vida e aos hábitos dos indivíduos. Interessava-se pela relação dos aspectos psicológicos com os físicos das enfermidades (Abdo, 1992).

No período posterior à invasão da Grécia pelos romanos (século I a.C.), poucos filósofos e médicos desenvolveram suas idéias na direção da psicologia médica.

O advento do Cristianismo (século I d.C.) assinalou o início de uma nova era para a relação médico-paciente, promovendo uma integração maior da Medicina, a assistência igual para todos e gratuita para os necessitados; a valorização terapêutica e moral; o consolo e os cuidados aos incuráveis e moribundos; as práticas religiosas aliadas aos cuidados médicos (Lain Entralgo, 1969).

Na Idade Média (séculos V a XIV d.C.), por outro lado, as idéias e as práticas médicas sofreram grande retrocesso, com o predomínio da ideologia religiosa. Aos médicos, cabia somente aterem-se aos males físicos, e a demonologia ocupava-se das perturbações mentais. Aos sacerdotes, cabiam as responsabilidades sobre as funções psicológicas (Abdo, 1992).

Com o Renascimento (séculos XV e XIV d.C.), vieram a liberdade e a orientação humanística, possibilitando a retomada do progresso científico. Galileu propôs o modelo naturalista, postulando relações explicativo-causais para todos os fenômenos da Natureza. O dualismo cartesiano apresentou o homem dividido em unidades independentes: corpo e alma.

No que concerne à doença mental, a partir de Pinel, os doentes passaram a receber um tratamento mais humano. Kraepelin esboçou a primeira classificação das doenças mentais (Alonso-Fernandez, 1972).

Dilthey concebeu, ao lado das ciências exatas e naturais, as ciências histórico-culturais ou do homem, regidas por relações de sentido e significação, em vez da relação causa-efeito. Estabeleceu que os fenômenos psíquicos se situam na esfera da compreensão (Perestrello, 1987). À explicação causal, assim, restringiram-se os fenômenos físicos e naturais (Jaspers, 1973).

No final do século XIX, Freud postulou a existência de uma dimensão inconsciente no psiquismo, favorecendo a explicação de muitos sintomas psíquicos e doenças físicas. Deste modo, seus seguidores, Ferenczi, Jelyfe e Groddeck passaram a um estudo mais sistemático das relações mente-corpo, evidenciando as raízes emocionais de muitas doenças orgânicas. A Associação Americana de Medicina Psicossomática por muitos anos deu continuidade a essa linha de estudos (Kaplan & Sadock, 1984).

A Relação Médico-Paciente

Foi em 1950, na Tavistock Clinic, Inglaterra, que Michael Balint iniciou o estudo científico da relação médico-paciente, por meio de reuniões de clínicos gerais, interessados no conhecimento da intimidade desta relação. Seu trabalho transformou-se num marco no estudo da Psicologia Médica.

Este autor focalizou inúmeros aspectos da relação médico-paciente e da psicoterapia aplicada à Medicina. Para ele, o remédio mais usado era o próprio médico e, portanto, precisava ser compreendido em sua posologia, toxicidade e efeitos colaterais, como os demais medicamentos (Balint, 1961). Defendia a importância de os médicos considerarem o paciente como uma pessoa, em seu todo e não dividida em órgãos. Dizia que o desprezo pelos aspectos psicológicos diminui as possibilidades de debelar o processo mórbido na fase inicial.

Com pacientes que necessitavam de um trabalho psicoterápico mais sistematizado, Balint observou que este tratamento deveria priorizar o relacionamento terapeuta-paciente e não o paciente apenas.

Em 1958, Perestrello e seu grupo, do Serviço do Prof. Clementino Fraga Filho (Rio de Janeiro), deram início a um trabalho semelhante ao de Balint, com discussões de caso e estudo da psicoterapia aplicada à prática médica. Para este autor, as palavras, a postura e as expressões fisionômicas do médico constituíam-se, implicitamente, em psicoterapia para o paciente. O médico deveria sentir e, a partir disto, compreender a pessoa do enfermo e o sentido de sua enfermidade, propiciando-lhe prescindir da necessidade de se expressar por meio daquela patologia (Perestrello, 1962). A idéia que claramente emerge do referencial psicossomático é de que muitas afecções orgânicas seriam originariamente distúrbios psicológicos, resultantes de "somatizações". À medida que o indivíduo desenvolve a consciência de seus conflitos psíquicos, caminha para a eliminação dos sintomas corporais.

A Necessidade de uma Formação Médica em Bases Humanísticas

Para Abdo (1992), apesar dos conhecimentos teóricos, da prática e da capacidade de racionalizar, adquiridos ao longo dos anos de profissão, o médico não consegue se proteger completamente, contra a angústia oriunda do contato com determinados pacientes.

McCrory & Marrone (1984) afirmam que o médico normalmente se sente perdido, quando chega ao limite de seus conhecimentos e habilidades específicas. Tal fato leva-o a uma situação extrema de resolução, na qual normalmente já buscou dados teóricos sobre a doença, mas estes não aliviaram a tensão e o desconforto existentes. Este limite pode ser dado por suas condições para lidar com aspectos psicológicos do paciente, com os quais não está habilitado a manejar; ou devido à exaustão de recursos disponíveis para tratar de uma doença e à dificuldade psicológica, advinda desta, para lidar com a própria frustração.

Conforme Botega & Cassorla (1991), o médico muitas vezes não consegue ser continente das idéias angustiantes que o acometem no exercício de sua prática, podendo projetá-las sobre o seu paciente de modo automático, inconsciente e comprometer a relação médico-paciente.

Nesse sentido, Capisano (1969) destaca que o profissional pode introduzir na relação médico-paciente traços de sua personalidade, se não os tiver elaborado psicologicamente ou não possuir conhecimento dos mesmos. Refere, então, que a insegurança pode conduzir a diagnósticos precipitados e a excesso de pedidos de exames complementares; o narcisismo, a menosprezar as necessidades do paciente; o sadismo, à solicitação de exames endoscópicos, traumatizantes e dolorosos.

Para Millan *et al.* (1991), a elaboração dos momentos difíceis na profissão e o aproveitamento dos recursos disponíveis dependem em grande parte das experiências emocionais de cada um, ou seja, de como pode lidar com seus próprios sofrimentos e limites.

Um profissional dispõe seus pacientes próximos ou distantes de si, conforme o tipo de mundo que tem dentro do seu ser. E este mundo interior pode ser tal que exige não só aquisição de conhecimentos teóricos, como uma série de providências capazes de habilitá-lo à aproximação e ao estabelecimento de relações saudáveis: uma verdadeira formação (Abdo, 1992).

Esta autora, defendendo a inclusão do ensino das Teorias da Comunicação na Graduação e Residência Médicas, estudou os médicos residentes de Psiquiatria quanto à existência de erros da comunicação e observou que eles não se encontravam mais bem preparados do que a população leiga para se defrontar com pessoas comprometidas (pacientes psiquiátricos), permanecendo, no contato com tais doentes, em contexto discursivo diferente ao do entrevistado. Além disso, observou que os erros de comunicação dos médicos comprometeram o desejo de colaboração do paciente; logo, dificultaram a obtenção de dados mais precisos, fato este que pode interferir no diagnóstico e no resultado de pesquisas, induzindo a condutas médicas equivocadas. Por sua vez, os pacientes, ao perceberem que o seu referencial particular não é distinguido pelo médico e, assim, o contexto no qual existem não é valorizado, podem, como defesa, tentar se esquivar de comunicar. Desta feita, foram freqüentes as solicitações repentinas do término das entrevistas pelos pacientes.

No estudo de Abdo (1992), o residente estabelecia na maior parte das vezes um vínculo papel-papel (médico-paciente), ou seja, impessoal, que, por conseguinte, obturava a compreensão da pessoa do doente. A autora enfatiza que, na maior parte das vezes, a formação deste tipo de vínculo ocorreu em função de ocultar as insuficiências (técnicas e humanísticas) dos médicos.

Portanto, já há algumas décadas, os estudiosos vêm salientando a necessidade de uma complementação humanística na formação médica.

A Formação Médica Atual e Suas Vicissitudes

A caracterização psicológica dos médicos tem sido tratada na literatura. Segundo Ford (1983), os estudantes de Medicina são brilhantes, competitivos, perfeccionistas e não se mostram inclinados a compartilhar sentimentos. O autor diz que estas características aparecem consistentemente nos estudos sobre residentes.

Lief *et al.* (1960) descreveram os estudantes de Medicina como:

> (...) possuindo uma personalidade obsessivo-compulsiva com tendência a se empenhar na busca de domínio, controle, perfeição, segurança e auto-repressão. Tendem a pôr as questões intelectuais acima das emoções, segurança acima do prazer, disponibilidade para os outros acima das suas necessidades (ao menos conscientemente) e exatidão acima da fantasia.

Podemos questionar se tais características são originárias dos indivíduos que procuram essa carreira ou se são uma conseqüência da mesma. Em qualquer circunstância, considerando os dados expostos, podemos concluir ao menos que a formação atual não tem contribuído para modificá-las.

Martins (1994) afirmou que diversos estudos mostraram que, durante a graduação de Medicina, há um incremento do ceticismo e uma diminuição do humanitarismo, com expressão pelos estudantes de sentimentos de desumanização. Há concomitantemente o desenvolvimento de mecanismos autoprotetores por meio de um afastamento emocional dos pacientes e da acentuação de comportamentos profissionais estereotipados.

Para Noto (1984), o estudante de Medicina defronta-se com a morte já no início do curso por intermédio do contato com os cadáveres no curso de Anatomia. A partir de então, o convívio com a dor, o sofrimento e a morte é diário. Porém, muitas vezes, esse processo de se defrontar com situações ansiogênicas não sofre a necessária elaboração, dando lugar, então, aos mais variados mecanismos defensivos, que freqüentemente incorporam-se à personalidade do médico, resultando numa caracteropatia profissional. Esta parece equivaler-se aos comportamentos profissionais estereotipados citados por Martins (1994).

Abdo (1992) salienta que a formação médica atual não deixa lugar para a dúvida ou o impasse (o subjetivo). Cita que os profissionais são preparados para salvar, curar, aliviar ou confortar. Passam a conviver com a dor, o infortúnio e a doença, sem envolvimento; atitude *sine qua non*, para o exercício da profissão, mas que os afasta também de si próprios. Nesse processo em que procuram superar seus limites, não tardam a se considerar infalíveis; ao mesmo tempo em que se distanciam do cotidiano e perdem a dimensão dos relacionamentos interpessoais.

Por outro lado, as reações psicológicas da pessoa doente incluem, invariavelmente, demandas que não podem ser racionalmente atendidas como, por exemplo, a necessidade de certezas e garantias que o conhecimento médico não pode satisfazer integralmente.

A projeção na pessoa do médico de fortes sentimentos de raiva e hostilidade, derivados da impotência diante do adoecer, com sentimentos ambivalentes em relação à situação de dependência, parece ser um dos mais freqüentes fenômenos psicológicos que se desenvolvem na relação paciente-médico (Martins, 1989). Resta saber como os profissionais toleram e lidam com tais comportamentos.

Cassorla (1989) aborda outra difícil situação para os médicos, a compreensão do ato suicida. Especialmente no que diz respeito à abstração do caráter multifatorial da determinação do suicídio, em conseqüência da formação profissional linear, causa-efeito, preponderante.

Talvez esta seja a questão fundamental relativa à formação médica atual. Se os fenômenos físicos devem ser estudados do ponto de vista explicativo-causal, os psíquicos obedecem à ordem da compreensão, correspondente às ciências humanas (Perestrello, 1987; Jaspers, 1973). Os últimos, porém, parecem não ser considerados, pela maioria dos médicos, como um conhecimento que deva ser apreendido para ser usado na prática clínica, como se só tivessem que dar conta do físico. Eis o dualismo cartesiano: mente e corpo.

Abdo & Scanavino (no prelo) incentivam seus colegas psiquiatras a colaborar junto à educação médica, considerando que os mesmos podem estar mais bem preparados para o ensino da Relação Médico-Paciente, devido à sua habilitação dual (neurociências e aspectos humanos da Medicina), podendo levar modelos profissionais humanos e confiáveis a estudantes e médicos residentes.

Breve Panorama Epidemiológico da Aids no Mundo e no Brasil

Desde o seu surgimento, no início da década de 1980, a Aids vem mobilizando diversos segmentos da sociedade: profissionais da área da saúde, cientistas, pesquisadores, políticos, educadores, artistas, entre outros. Esta mobilização justifica-se pela prevalência, pois, segundo a UNAids, em 2003, a Aids atingiu números recordes: 5 milhões de pessoas foram infectadas e 3 milhões morreram. Estima-se que 40 milhões de indivíduos no mundo estejam infectados pelo HIV. Além disso, não há sinais de desaceleração do avanço da epidemia, sendo que a precariedade dos programas de prevenção é apontada como principal causa. Porém, o crescimento da Aids não se restringe apenas aos países desfavorecidos, sendo também observado em países de alta renda (UNAids, 2003).

No Brasil, no último levantamento epidemiológico realizado pela Coordenação Nacional de DST/Aids referente ao número de casos de Aids, foram notificados 257.780 casos, de 1980 a dezembro de 2002 (Brasil, 2003). Desse total, 185.061 foram verificados em homens e 72.719 em mulheres.

Por outro lado, ao contrário do que se observa em âmbito mundial, no Brasil podemos observar a eficácia das campanhas de prevenção pela redução na mortalidade em 50% (Gotlieb *et al.*, 2000) e pela desaceleração das taxas de incidência de Aids, no conjunto do país (Brasil, 2003). Também a qualidade de vida das pessoas com Aids alcançou uma melhora significativa, conseqüente ao bom resultado da política de distribuição gratuita e universal dos anti-retrovirais (Gotlieb *et al.*, 2000). Não obstante, no país, a epidemia mantém as principais tendências observadas nos últimos anos: heterossexualização, feminização, envelhecimento e pauperização do paciente, aproximando-o cada vez mais do perfil socioeconômico do brasileiro médio (Teixeira, 2003).

Em âmbito internacional, o alastramento da epidemia entre adolescentes e jovens é alarmante. Segundo o Fundo nas Nações Unidas para a população, uma pessoa jovem é infectada com o vírus HIV a cada 14 segundos. Aproximadamente 6 mil pessoas com idade entre 15 e 24 anos se contaminam a cada dia. Metade das novas infecções é agora de pessoas com menos de 25 anos e a maioria é formada por mulheres de países em desenvolvimento (UNAids, 2003). Nesse sentido, no Brasil, a incidência da Aids em relação à faixa etária de 13 a 19 anos em adolescentes do sexo feminino é crescente, provavelmente devido à precocidade da iniciação sexual geralmente com homens com maior experiência e, portanto, mais expostos aos riscos de contaminação por DST/Aids (Brasil, 2003).

Quanto às categorias de transmissão, a principal, em nosso país, continua sendo a sexual; responsável por 58% dos casos de Aids entre os homens, com maior prevalência nas relações heterossexuais, e por 86,2% dos casos entre as mulheres (Brasil, 2003).

No estado de São Paulo, 116.733 casos de Aids haviam sido notificados até 31 de dezembro de 2002. No município de São Paulo, nesse mesmo período, foram registrados 55.772 casos, representando praticamente 20% dos casos do País. Sendo que, ao contrário da tendência nacional, no município de São Paulo, quanto à categoria de transmissão sexual, não há um predomínio da heterossexual e sim uma equivalência na freqüência de relações homo/bissexuais com as heterossexuais, responsáveis pelos índices de contaminação (*Folha de S. Paulo*, 2003).

Vale ressaltar que apenas os casos de Aids estão sujeitos à notificação compulsória, devendo-se ainda considerar os problemas decorrentes das subnotificações.

Diante desta breve exposição epidemiológica, faz-se necessário pensar estratégias mais conseqüentes para o enfrentamento da epidemia, tanto no que diz respeito a programas de prevenção, quanto à assistência daqueles que nos procuram em razão de algum sofrimento. Considerando-se tais aspectos, Camarnado Jr. (2000) salienta que, ainda hoje, há uma forte tendência, nas áreas técnicas de saúde, de se conceberem prevenção e assistência como atividades antagônicas e até mesmo excludentes. Porém, como diz o autor, um dos desafios a serem superados é justamente a cisão estabelecida entre prevenção e assistência e o conseqüente resgate do conceito de integralidade das ações de saúde. Revela-se estimulante pensar no papel do médico nesse cenário e, sobretudo, na qualidade da relação que ele estabelece com o paciente.

Temas de difícil abordagem relativos à Aids

Nos países desenvolvidos, o alastramento da epidemia de HIV/Aids tem estado mais associado aos grupos marginalizados pela sociedade; particularmente, homossexuais e usuários de drogas endovenosas. Os médicos trazem, para o exercício profissional, as fobias, ansiedades e deficiências que caracterizam a espécie humana. Não há nenhum estatuto ou norma para admissão nas escolas médicas preconizando que o profissional deva ser sensível aos problemas desses grupos (Shapiro *et al.*, 1992).

Por outro lado, Oliveira Neto (1990) diz que o doente habitualmente tem uma visão paternalista de seu médico, como aquele que tem conhecimento das fragilidades de seu paciente. Então, a atenção volta-se para o comportamento do médico, à sutileza com a qual vai abordar assuntos de tamanha gravidade. A idéia que o médico tem da homossexualidade e da Aids é transparente para quem o procura com esta preocupação. O autor realça a importância do médico estar sintônico com o momento do paciente. Por exemplo, na revelação do exame, o melhor é procurar deixar que o paciente controle o fluxo de informações, satisfazer apenas as dúvidas imediatas e o restante à medida que for sendo solicitado.

Epstein *et al.* (1998) pesquisaram dificuldades dos médicos na comunicação com seus pacientes sobre infecção por HIV e observaram que 90% da população com risco para Aids vão anualmente ao médico, mas que, por outro lado, raramente esta temática é abordada, mesmo quando os pacientes dão pistas. Dentre os pacientes, 90% achavam importante o questionamento sobre a história sexual dentro da consulta, e 50% deles referiram ter preocupações e por vezes se sentir com risco de ter se contaminado e, portanto, gostariam de poder ter conversado isto com seus médicos.

Dentre os profissionais, os motivos da dificuldade para comunicação referiram-se ao preconceito e ao medo da doença, como também às complexas questões envolvidas sobre elementos éticos, socioculturais e familiares.

O estudo foi realizado por meio da gravação por videotape de 25 consultas médicas. Buscavam-se momentos quando, de um ou de ambos os lados, ocorressem embaraço, distração, nervosismo que interrompessem o fluxo da conversa. Encontravam-se, pois, ilustrações por eufemismos, humores inapropriados, colocações ambivalentes, questões desafiadoras, transições abruptas e silêncios desconfortáveis. Observaram-se também barreiras não-verbais: médicos balançando a cabeça negativamente, evitando o contato pelo olhar, dando as costas ao paciente no momento de interrogar sobre a história sexual ou, mesmo, iniciando a discussão sobre HIV no momento do exame genital.

Surpreendentemente os autores observaram que bastaram apenas três minutos a mais nas consultas, para surgirem avaliações adequadas, por parte dos médicos, acerca das preocupações dos pacientes sobre a transmissão do HIV.

É imprescindível que o médico esteja atento a pistas deixadas pelos pacientes, pois estes raramente trazem à tona a Aids, sendo necessário sempre estar com a porta aberta para uma conversa franca.

As Atitudes Negativas

Diversos artigos sobre o tema "relação médico-paciente na Aids" relatam um nível elevado e preocupante de atitudes negativas dos médicos e outros profissionais da saúde no cuidado destes pacientes (Treiber *et al.*, 1987; Cassorla, 1990; Wachter, 1986; Wickramasuriya, 1995; Shapiro *et al.*, 1992; Somogyi *et al.*, 1990; Weinberger *et al.*, 1992; Kelly *et al.*, 1987; Blumenfield *et al.*, 1987; Wormser e Joline,1989; Searle, 1987; Scanavino *et al.*, 2000). Entendam-se atitudes negativas como relutância ou direta negação em atender os pacientes, expressas em ações tais como: recusa em atender, atendimento incompleto (sem a devida investigação da história sexual e do uso de drogas e sem as devidas orientações preventivas), recusa de especialistas a quem o paciente fora encaminhado, médicos exigindo a testagem anti-HIV de todos os pacientes dos grupos de risco, claro desejo manifesto por residentes de não tratar pacientes com Aids e evitar trabalhar em áreas de elevada prevalência da doença.

Observando tais fenômenos, um grupo de pesquisadores americanos (Shapiro *et al.*, 1992) decidiu realizar um estudo transcultural com médicos-residentes em três países (EUA, França e Canadá), a fim de identificar repetições e variações do fenômeno em culturas diferentes. Encontraram um índice elevado de atitudes negativas nos médicos-residentes dos três países, mas com diferenças significativas entre eles; por exemplo, nos EUA o nível de rejeição supera em muito os demais.

Para estes autores, o achado de níveis de rejeição aos pacientes com infecção por HIV bem mais elevado nos médicos dos EUA do que em outros países evidencia não se tratar de uma inevitável reação destes médicos diante de um potencial risco pessoal que a doença acarretaria; e, portanto, passa a ser um grande desafio para a Medicina americana e o seu setor de educação médica procurar identificar a causa desse achado.

Os autores também enfatizam que essas diferenças não podem ser atribuídas à maior prevalência de Aids nos EUA. Controlando-se a quantidade de contato dos médicos com os doentes, não houve alteração substancial nos resultados.

Wickramasuryia (1995) revelou que muitos dos estudantes de Medicina em seu estudo declararam a intenção de evitar trabalhar em áreas com alta prevalência de casos de Aids e que, se tiverem possibilidade, não trabalharão com tal população de doentes (40%).

Malbergier & Stempliuk (1997) referiram dados pouco promissores da situação dos médicos em relação à Aids nos EUA, em 1990. Com um número estimado de 200.000 infectados, Nova Iorque tinha mais casos de Aids do que qualquer outra cidade no mundo; porém 78% dos dentistas e médicos nunca haviam solicitado um exame para Aids. Entre os 25.000 médicos da cidade, apenas 45 figuravam nas listas de referências para encaminhamento. De 25 a 30% dos residentes de Medicina Interna referiam aversão à doença e pretendiam evitar o contato com tais pacientes.

Kelly *et al.* (1987) estudaram as atitudes de médicos em relação à Aids, utilizando dois casos clínicos idênticos. Os entrevistados deveriam responder a um questionário. Os dois casos diferenciavam-se por apenas dois elementos: o nome do parceiro do paciente (Mark) variava entre Robert e Roberta e o diagnóstico entre Aids e Leucemia. A consistência da rejeição ao paciente com Aids foi chocante. Os médicos não tinham disposição de interagir com tal paciente mesmo quando em situações sociais sem nenhum risco de transmissão. Além disso, esse paciente era muitas vezes mais visto como responsável e merecedor da doença do que o leucêmico; e muito menos merecedor de simpatia. A grande diferença de atitudes faria pensar tratar-se de casos muito diferentes, enquanto as únicas variações encontravam-se na preferência sexual e no diagnóstico. Evidentemente, ao considerar esses resultados, devemos levar em conta o caráter temporal, pois trata-se de um estudo realizado num período inicial da epidemia, em que muitos dos dados hoje disponíveis estavam sendo pesquisados ou mesmo ainda não se tinha a ampla divulgação que se tem atualmente.

As Atitudes Negativas e o Tempo

Além dos trabalhos já relatados, selecionamos mais alguns neste tópico, para ilustrar a permanência de estudos mencionando as atitudes negativas dos profissionais, quando já vamos completando a segunda década da existência da Aids.

Primeiramente, destacamos o estudo de Searle (1987), sobre o conhecimento, atitudes e comportamento dos profissionais de saúde em relação à Aids, que relatava que, naquela época, o governo britânico estava muito preocupado com o crescimento da Aids e preparava-se para gastar 20 milhões de libras em material impresso e audiovisual para conscientizar a população sobre os seus riscos e a importância da prevenção para tentar detê-la. Porém, o autor refletia sobre o paradoxo: "Vamos conscientizar o público, mas nós estamos conscientizados?", perguntava-se. Observava que as enfermeiras recusavam transportar pacientes com Aids para casas de cuidados, equipes de emergência apresentavam-se muito resistentes a ressuscitá-los, clientes recusados por clínicos ou dentistas quando sabiam de seu estado imunológico, anestesistas relutantes em fazer anestesias, cirurgiões em realizar biópsias pulmonares, patologistas em proceder necropsias.

Num trabalho publicado no final da primeira década da Aids, Weinberger *et al.* (1992) estudaram as atitudes de 390 médicos americanos, dentre clínicos, cirurgiões e intensivistas. Observaram que apenas 40% deles haviam feito um diagnóstico de infecção por HIV no último ano. A coleta da história sexual era realizada por apenas 50% da amostra. Preocupações com a falta de conhecimento para lidar com essa clientela estavam presentes em 80% deles. Por outro lado, dentre os tópicos a selecionar para obter maior educação sobre Aids, os menores níveis de solicitação eram os que se referiam ao aconselhamento – particularmente os que enfocavam discutir a sexualidade, discutir a Aids com soropositivos e o comportamento de alto risco para adquirir e transmitir HIV, cujos percentuais eram baixíssimos.

Um dado importante é que 70% da amostra do estudo de Weinberger *et al.* (1992) era composta por médicos que estiveram na Faculdade após 1980.

Mais recentemente, Yedidia & Berry (1999), estudando o comportamento e atitudes de 394 médicos (todos formados no período posterior ao surgimento da Aids) do estado de Nova Iorque em relação aos doentes com Aids, descreveram que 25-50% dos médicos pesquisados se encaixavam pelo menos uma vez nos padrões negativos de comportamento.

É bastante compreensível a ocorrência das atitudes negativas dentre os profissionais por ocasião do surgimento da Aids. Porém, surpreende-nos perceber, como nos estudos de Weinberger *et al.* (1992) e Yedidia & Berry (1999), que profissionais vindos depois do aparecimento da Aids, portanto tendo ciência da mesma ao escolher o percurso profissional, manifestem as mesmas atitudes.

Possíveis Causas

Berminghan & Kippax (1998) relataram que, apesar do grau relativamente alto de conhecimento sobre a Aids, o medo irracional persiste entre os profissionais de saúde. Este medo, em conjunção com a associação do HIV com comportamentos estigmatizados, aumenta a discriminação contra os portadores do vírus.

Shapiro *et al.*, (1992), no estudo transcultural já referido, observaram diferenças internacionais no desejo de cuidar de pacientes com Aids. Acreditam que podem estar ligadas a fatores como nível de tolerância e senso de responsabilidade profissional, podendo diferir entre as culturas médicas nos três países pesquisados. Também sugerem estudar as influências de fatores culturais nas atitudes dos médicos. Sabe-se, por exemplo, que a França e o Canadá aceitam homossexuais no serviço militar, ao passo que os EUA, apenas recentemente, abriram debates sobre a inclusão deste contingente nas forças armadas. Da mesma forma, a influência política de grupos religiosos conservadores é bem maior nos EUA do que na França e no Canadá.

Os resultados apontam claramente para a importância de replicações locais deste estudo, a fim de evidenciar as diferenças culturais. Além disso, sinalizam também para diferenças nas causas da negatividade, de local para local. Estas podem ser:

- o medo do contágio da Aids,
- a homofobia,
- a rejeição aos usuários de droga EV,
- sentimentos de futilidade ao se cuidar desses doentes,
- dificuldades em prover tais cuidados,
- diferentes níveis de responsabilidade profissional para cuidar dos mais diferentes tipos de pacientes,
- a orientação religiosa,
- a orientação política.

Somogyi *et al.* (1990), estudando as atitudes de 230 médicos americanos, observaram que a negatividade em relação aos doentes com Aids estava mais ligada a fatores pragmáticos, como a responsabilidade. Não queriam ter o seu consultório associado ao atendimento de tais doentes com medo de perder a clientela.

Sherman (1996) cita que o confronto com a própria mortalidade e vulnerabilidade, ao tratar um paciente com Aids, pode levar a experimentar medo ou ansiedade de morte. Pode-se pensar nisso como um fator que contribui para a formação de atitudes negativas.

Já Figueiredo & Souza (1991), ao realizar um estudo comparativo das atitudes com relação à Aids entre categorias profissionais na área da saúde, perceberam que a propensão negativa dos profissionais estava associada a causas como medo do contágio, morbidade, agressividade e antipatia do paciente.

Os autores também encontraram diferenças significativas entre os médicos e os demais técnicos. Os primeiros demonstraram atitudes mais negativas frente ao atendimento em si, ao tratamento e menores propensões positivas frente às precauções. Procurando explicar estes achados, os autores levantaram a questão das diferentes orientações do ponto de vista psicossocial dos profissionais, cujo modelo nas relações dos enfermeiros se contrapõe ao dos médicos, determinando nos últimos propensões mais negativas no atendimento. Portanto, haveria diferenças de abordagem na relação com o paciente que diriam respeito à competência técnica (humanística), envolvendo conhecimentos específicos e produzindo intervenções diferenciadas.

Diferentes Propostas de Intervenção

A conclusão da pesquisa de Searle (1987) foi que se deveria, inicialmente, prover educação sobre Aids em todos os níveis dos trabalhadores da saúde. O autor defendia que, antes de passar a ensinar à população, tinha-se que abordar a rejeição dos profissionais envolvidos.

Shapiro *et al.* (1992) defendem a realização de estudos regionais, mas estes são claramente para intervenções que privilegiam a educação médica.

Apesar de Somogyi *et al.* (1990) concordarem que as atitudes dos médicos seriam um reflexo da cultura, crêem que a melhor abordagem seria, em âmbito social, procurar reeducar o público – ao contrário da abordagem na educação médica. Pensam que secundariamente as atitudes dos médicos também melhorarão.

As Atitudes Paradoxais

Outro aspecto salientado em tais estudos são as atitudes dos profissionais que desconsideram significativamente os conhecimentos científicos atuais a respeito dos modos de transmissão da doença (atitudes paradoxais). Estes estudos freqüentemente foram realizados durante ou após o término de um curso de atualização de conhecimentos sobre Aids.

Num estudo controlado, durante um curso de atualização sobre Aids, Wormser & Joline (1989) relataram que 73% dos pesquisados (profissionais de saúde que trabalham com pacientes com Aids) não comeriam biscoitos preparados por um indivíduo acometido pela infecção do HIV.

Num outro estudo com enfermeiras em Massachussetts O'Donnell & O'Donnell (1987), após um ano de curso sobre Aids, concluíram que 15% ainda acreditavam que a mesma podia ser transmitida pelo ar.

Wertz *et al.* (1987) relataram que, antes de um curso sobre Aids com duração de um ano, 74% dos profissionais da saúde acreditavam na transmissão pela xícara de café. Após o curso, 72% ainda mantinham esta crença.

Estes resultados colocam em xeque a capacidade de as informações, por si sós, alterarem comportamentos, já que provêm de profissionais da saúde que sabem da não-transmissão casual.

Parece que a resposta emocional é diferente da cognitiva. Certamente tais atitudes vão influenciar no estabelecimento da relação médico-paciente.

O estudo de Blumenfield *et al.* (1987) revelou que 85% dos profissionais de saúde achavam que enfermeiras grávidas não deveriam trabalhar em unidades com pacientes com Aids. Apesar de teoricamente um paciente com infecção por citomegalovírus acarretar um risco para uma gestante, não há registro de tal ocorrência.

Estes autores relataram que 50% das enfermeiras pediriam transferência se fossem obrigadas a trabalhar regularmente com Aids. Nesse aspecto, as enfermeiras que trabalhavam com prisioneiros com Aids, curiosamente, demonstravam um certo conforto. Estas profissionais escolhiam voluntariamente trabalhar com presos e podiam abandonar o trabalho quando quisessem. O conforto que apresentavam nessa função parecia relacionado ao fato de estarem habituadas a lidar com situações bem estruturadas, mesmo atendendo pacientes perigosos. Pareciam acreditar que seguindo determinados procedimentos técnicos podiam se sentir seguras. Os autores sugeriram que este posicionamento poderia ser aproveitado e transferido aos profissionais que cuidam de pacientes com Aids.

Para Weinberger *et al.* (1992), as atitudes paradoxais podem revelar uma falta de confiança dos médicos no conhecimento científico a respeito dos modos de transmissão da doença. Afinal, são informações divulgadas há muito, particularmente a profissionais da área que dificilmente não teriam conhecimento das mesmas.

Wickramasuryia (1995), num trabalho com estudantes de Medicina, descreveu haver encontrado, no quesito medo de contágio, uma reação do grupo de estudantes digna de genuína preocupação, podendo indicar desde a falta de conhecimento dos modos de transmissão até a falta de confiança no conhecimento atual sobre Aids ou um grande desgosto em se aproximar de tais pacientes.

Wormser & Joline (1989) acreditam que tais atitudes incongruentes seriam respostas ou reações emocionais. Sugeriam a interferência de fatores psicológicos. Sabemos que o contato com um paciente com Aids pode representar o contato com elementos do imaginário das pessoas que muitas vezes não estão bem elaborados e, portanto, são conflitantes, como a morte, os padrões de comportamentos sexuais alternativos (a homossexualidade, a bissexualidade, o sexo com múltiplos parceiros), o uso de drogas, a traição; despertando atitudes irracionais, das quais os profissionais de saúde não estão livres.

As Atitudes Estigmatizadoras Frente a Padrões de Costumes Alternativos

Outro tema de interesse para a Psicologia Médica é o da estigmatização de tais pacientes.

Um trabalho (Mathews *et al.*, 1986) que alcançou grande repercussão por ter sido executado em 1982, um pouco antes de a Aids ter atingido a expressão que obteve na mídia, encontrou dados importantes estudando atitudes preconceituosas dos médicos em relação à homossexualidade. Foi realizado distribuindo-se aos médicos um questionário que avaliava basicamente as atitudes deles com relação à homossexualidade presente em colegas de profissão e em pacientes.

Participaram do estudo 1.009 médicos. Dentre os resultados, destacam-se:

- 29,7% discordavam da admissão de um estudante altamente qualificado, se homossexual, em escolas médicas;
- mais de 40% afirmaram que deixariam de encaminhar pacientes a um psiquiatra ou pediatra, se soubessem que possuía orientação homossexual;
- 60% referiram não sentir sentimentos negativos em tratar de pacientes homossexuais.

Estes autores consideraram os resultados altamente significativos quanto à presença de homofobia. Interpretaram o abrandamento das atitudes frente aos pacientes homossexuais como conseqüência da formação dos médicos, de que os mesmos não podem ser críticos com relação aos doentes. Consideraram também que o estudo mostra um estigma com relação à homossexualidade que antecede a Aids. Além disso, enfatizaram a importância desse estudo devido à função normativa que as atitudes dos médicos exercem na sociedade e também com relação ao impacto das mesmas na estrutura e qualidade dos cuidados prestados aos doentes.

Porém Malbergier & Stempliuk (1997), estudando atitudes e dificuldades dos médicos que trabalham com Aids, relataram, com base em outros estudos, que as maiores barreiras relativas às características do atendimento a doentes com Aids ainda se encontram relacionadas aos diferentes pontos de vista existentes sobre a sexualidade e as dificuldades em lidar com essas diferenças. Pois a formação médica que busca "o normal", por vezes, parece limitada para dar conta de fenômenos que apresentem variabilidade de expressão, mas que não necessariamente sejam doentios, como as diversas possibilidades de comportamento sexual.

Gerbert *et al.* (1991), estudando as atitudes dos clínicos, encontraram que 35% dos médicos concordavam que a homossexualidade era uma ameaça para instituições de base da estrutura social. Douglas *et al.*, (1985), pesquisando a homofobia entre médicos e enfermeiras, observaram que 32% dos médicos e 30% das enfermeiras sentiam mais negatividade em relação à homossexualidade após à Aids.

Figueiredo & Turato (1995) também encontraram em sua pesquisa que um aspecto que causa grande resistência em cuidar desses pacientes é o estilo de vida alternativo, isto é, o envolvimento com a drogadição, a homossexualidade e a promiscuidade sexual. Segundo Treiber *et al.* (1987), a dificuldade em lidar com esta diversidade de comportamentos evoca nos profissionais atitudes homofóbicas e preconceituosas.

Além disso, especialmente nos primeiros anos da epidemia, o preconceito da sociedade não se restringia somente ao paciente com Aids, estendendo-se inclusive aos profissionais que deles cuidavam. Estes, por sua vez, eram estigmatizados por seus familiares e amigos. Nesse contexto, os pedidos de mudança de local de trabalho eram freqüentes (Gir & Moryia, 1990).

Blumenfield *et al.* (1987), aplicando um questionário em enfermeiras do Westchester County Medical Center, observaram que dois terços delas relataram que familiares e amigos manifestavam preocupações em se verem associados ao pessoal do hospital que trabalhava com Aids.

Malbergier & Stempliuk (1997) relatam o quanto a Aids, ao colocar os médicos diante de questões-tabu como a sexualidade tida como desviante e o uso de drogas ilícitas, torna-se desconfortável para os mesmos, à medida que até então estas não vinham sendo discutidas pela Medicina. O conflito de valores gerado no profissional, ao lidar com pacientes que trazem consigo questões envolvendo preferência, comportamento e práticas sexuais, uso de drogas, traição dentro do casamento, pode ser intenso e, se não elaborado, pode trazer, ao atendimento, sentimentos de hostilidade, desconfiança, angústia e, até mesmo, levar ao abandono do tratamento.

Sobre esse aspecto, Basile*, participando da qualificação do mestrado deste autor, comentava o quão difícil a Aids foi no início para ela e seus colegas e dizia:

> Os pacientes movidos pelo medo expunham-se totalmente. Os médicos não estavam acostumados a ouvir aquelas coisas, muitos nem sabiam da existência das salas negras das saunas. Era chocante para o médico. E a nossa grande dificuldade era os colegas fazerem o atendimento.

Para Figueiredo & Fiorini (1996), o estigma que acompanha o portador do HIV e o paciente com Aids tem se constituído na barreira que mais dificulta o enfrentamento da doença. Pensam que ainda está associada a minorias, prevalecendo a crença de que as pessoas contaminadas são responsáveis pela própria enfermidade. Figueiredo & Souza (1991) assinalam a presença significativa deste estigma dentre os profissionais da saúde.

Vários estudos observaram, num percentual significativo de médicos apoiados na associação da transmissão do HIV com padrões de costumes ou estilos de vida alternativos, uma atitude que

---

* Basile, Maria Aparecida. (Faculdade de Medicina da Universidade de São Paulo). Exame de Qualificação. Comunicação, 2000.

responsabilizaria o doente por seu mal, justificando ao profissional o escape de sua função, isto é, a possibilidade de deixar de atendê-los ou de proceder a atendimentos qualitativamente questionáveis (Cassorla, 1990; Kelly *et al.*, 1987; Shapiro *et al.*, 1992; Wickramasuryia, 1995).

Malbergier & Stempliuk (1997), estudando atitudes e dificuldades de 17 infectologistas que atendiam pacientes com Aids, relataram que oito dos entrevistados responsabilizavam os homossexuais e usuários de droga EV por terem adoecido, nove consideravam-nos perigosos para os outros; e nove referiram sentir raiva dos pacientes pelo comportamento sexual ou de uso de drogas.

Sabe-se que a permanência da estigmatização referente aos homossexuais e dependentes químicos tem também um complementar negativo do ponto de vista epidemiológico (Whitty, 1999), à medida que estes preconceitos desviam o foco das vias de transmissão da doença para o estilo de vida alternativo das pessoas. Em vez de responsabilizar o sexo desprotegido e o compartilhamento de seringas e agulhas pelo alastramento da epidemia, fazem-no atribuindo ao estilo de vida, favorecendo deste modo a continuidade do avanço da mesma (Scanavino *et al.*, 2000).

Malbergier & Stempliuk foram categóricos:

> É esta morte civil ou social à qual se vê submetida e submete-se a pessoa contaminada pelo HIV que acaba, em muitos casos, por selar seu destino. Um dos grandes temas abordados no campo da prevenção à Aids e seu tratamento tem sido o combate ao preconceito que isola o doente em seu diagnóstico e na imputação de uma culpa por ter se contaminado. (1997, p. 271)

No caso da Aids, é necessária muita atenção do médico para não contaminar o contato terapêutico com posições e princípios pessoais, sob o risco de ser iatrogênico. Se o médico reproduzir a estigmatização que tais pacientes encontram na sociedade, poderá selar o destino destes que se afastarão dos recursos terapêuticos já disponíveis (Abdo & Scanavino, no prelo).

Para Yallop *et al.* (2002), isto é ainda mais importante atualmente, à medida que possuímos recursos terapêuticos que conseguem retardar a evolução da doença e estabilizar clinicamente os pacientes.

As Dificuldades Psicológicas

Cassorla (1994), avaliando a prática clínica e fatores emocionais da relação médico-paciente, observa que os médicos possuem uma dificuldade imensa em lidar com os aspectos emocionais de seus pacientes (e, evidentemente, de si próprios). Muitos procuram fugir destes aspectos, reduzindo sua atividade à abordagem do biológico. As dificuldades percebidas se referem primordialmente à insegurança, decorrente da falta de conhecimento e treinamento para lidar com esses aspectos. Tais limitações podem freqüentemente levar a atuações que comprometem o ato clínico e, em última análise, são iatropatogênicas.

Não obstante, o nível de perturbações emocionais em médicos jovens parece estar aumentando. Ainda assim, são raras as publicações de relatórios de implementação de medidas preventivas ou programas de intervenção durante o treinamento e prática médica (Meleiro, 1999).

McCue (1982), ao discutir as vicissitudes do exercício profissional, arrola as seguintes características inerentes à tarefa médica que, isoladamente ou em seu conjunto, definem um ambiente profissional cujo colorido básico são os intensos estímulos emocionais que acompanham o adoecer:

- contato íntimo e freqüente com o sofrimento e a dor;
- lidar com a intimidade corporal e emocional e, particularmente, com a sexualidade;
- contato íntimo e freqüente com a perspectiva da morte e com a própria morte;
- lidar com pacientes difíceis: queixosos, hostis, querelantes, reivindicadores, rebeldes e autodestrutivos;
- conviver com a incerteza do conhecimento médico em oposição às demandas e expectativas da clientela que deseja certezas e garantias.

A natureza ansiogênica da tarefa médica expressa-se com intensidade máxima no âmbito hospitalar e em especial nos hospitais de ensino. A clientela de pacientes em um hospital-escola representa uma população com características específicas em que se destacam a gravidade dos quadros clínicos, causando nos profissionais médicos vivências de angústias primitivas de aniquilamento e desintegração, desamparo e morte, que acionam mecanismos de defesa, também primitivos, como dissociação e negação; estes, por sua vez, se expressam por meio de fenômenos psicopatológicos com características psicóticas (Martins, 1992).

Nesse sentido, no trabalho hospitalar, temos de acrescentar mais dois elementos estressantes: a angústia do contato com a loucura e o medo e a angústia da morte, que representam as mais temidas limitações do homem. O surgimento da Aids e a assistência a pacientes com Aids nos hospitais gerais são exemplos dramáticos desta conjugação de elementos estressantes na qual a sexualidade, a loucura e a morte se somam e despertam profundas angústias nos profissionais encarregados do atendimento destes pacientes (Martins, 1992).

Da mesma forma, Wachter (1986) publicou um artigo sobre o impacto da Aids na Residência Médica quando estava terminando (5º ano) sua residência em Medicina Interna, no qual abordava as grandes dificuldades particulares de lidar com essa doença, como, por exemplo, a de acessar a história sexual do paciente, orientar sobre o risco de transmissão, defrontar-se com orientações sexuais alternativas e a ansiedade que todos esses elementos traziam ao jovem médico, não bastasse a carga de estresse que a Residência normalmente acarreta. Para ele, a residência médica, nessa especialidade, apresenta particularmente uma sobrecarga de tensão emocional.

Nesse sentido, Figueiredo & Turato (1995) observaram que, atendendo pacientes com Aids, a equipe tem mais freqüentemente ruminações, preocupações e interferência no comportamento fora do trabalho, do que ao atender outros doentes. No trabalho, apresentaram aumento da ansiedade especialmente nos momentos de contato direto com esses pacientes. As enfermeiras tornam-se mais estressadas. Os pacientes com Aids são vistos como mais difíceis para cumprir rotinas de procedimentos médicos devido a comportamentos não-cooperativos, obstinados e depressivos.

Também Wachter (1986) e Cassorla (1990) referiram que internos e residentes rapidamente desenvolvem defesas para lidar com pacientes terminais. Porém, ao lidar com pacientes com Aids, chegam aos limites de tais defesas. É marcante e inédito tantas pessoas jovens, previamente consideradas saudáveis, morrendo tão rapidamente. Isto traz uma evidente sobrecarga psicológica aos médicos no cuidado de tais doentes.

As dificuldades psicológicas, ao cuidar de doentes com Aids, não se restringem só ao trabalho. Malbergier & Stempliuk (1997) salientam que, frente à Aids, os médicos muitas vezes se vêem encarando os próprios preconceitos e dificuldades diante da sexualidade e do uso de drogas, gerando, muitas vezes, ansiedade em relação a suas atividades laborativas e estilos de vida pessoais, ou seja, as dificuldades alcançam o aspecto pessoal do profissional.

A Síndrome de "Burnout": Definição

A Síndrome do estresse profissional, ou Síndrome de "Burnout", tem sido reconhecida como uma condição experimentada por profissionais que desempenham atividades em que está envolvido um alto grau de contato com outras pessoas (Kalimo & Mejman, 1987). Porém, torna-se particularmente desgastante, ao envolver uma contínua exposição à deterioração e à morte de pacientes, podendo levar a sentimentos de desistência (Battegay *et al.*, 1991).

O "burnout" é, portanto, uma resposta ao estresse emocional crônico. Inicialmente muito discutido em artigos sobre profissionais que cuidavam de doentes com câncer, atualmente vem sendo estudado com relação à Aids, com diversos estudos relatando a presença do "burnout" nos profissionais que atendem doentes com Aids (Bennett *et al.*, 1996; Sherman, 1996).

Freundenberger (1975) descreveu a síndrome composta de:

1. Sintomas somáticos: exaustão, fadiga, cefaléia, dispepsia, dispnéia e insônia.
2. Sintomas psicológicos: depressão, irritabilidade, ansiedade, negativismo e desinteresse.

3. Sintomas comportamentais: evitação dos pacientes, atendimentos rápidos, senti-los como uma carga, pensamentos sobre eles na sua vida pessoal (do médico).

A Questão da Morte

A questão da terminalidade permanece trazendo dificuldades aos médicos no exercício de sua práxis. Estes parecem não se dar conta de que a morte é a última etapa do ciclo vital, portanto, característica da natureza humana.

Nesse sentido, Rivetti comenta sobre o tabu em relação à morte: "... um dos índices de medida de qualidade de serviço é a mortalidade; como se não pudesse existir ou como se o hospital ideal fosse aquele com mortalidade zero" (1994, p. 61).

Segundo Chiattone, os médicos compartilham do medo universal em relação à morte, considerada um tabu, que nunca acontecerá (na fantasia) conosco. Em meio à fantasia, os médicos podem, sem perceber, passar a negá-la. A autora cita como exemplo as palavras de um médico: "Nós não sabemos o que fazer numa hora dessas ... nós aprendemos a curar ... Quando a cura não é possível, nós não sabemos como prosseguir..." (1994, p. 60).

Permanecer nesta fantasia obscuresse ao profissional outras formas de ajudar seu cliente. Nesse sentido, Malbergier*, participando da qualificação do mestrado deste autor, comentou:

> Penso que a questão da terminalidade deve ser ressaltada no trabalho, porque é uma dificuldade que a gente sabe que o médico tem lidar com a morte, com a questão do doente terminal. Por exemplo, o médico não pensa que é diferente se, em vez de chegar e dizer que não tem mais nada para fazer, continuar atendendo o doente, mesmo que seja só para ouvi-lo e que isto possa ser bom para ele. Parece que o médico não agüenta apenas escutar.

Bennett (1994) defende, no caso da Aids, que deve haver uma mudança de foco no sentido da avaliação dos resultados do

---

* Malbergier, André (Instituto de Psiquiatria do Hospital das Clínicas da Faculdade de Medicina da Universidade de São Paulo). Aula de Qualificação. Comunicação, 2000.

tratamento e que este deve ficar longe da questão da cura; nesse sentido passam-se a valorizar mais o acompanhamento e a qualidade de vida que oferecemos aos nossos pacientes. Neste enfoque, a simples escuta do doente, como preconizado por Malbergier, passa a ter maior valor. Por outro lado, Bennett (1994) observa que esta mudança de enfoque também é muito mais saudável para o médico, diminuindo os sentimentos de estresse, solidão e "burnout".

No estudo de Malbergier & Stempliuk (1997), com 17 infectologistas que trabalham com pacientes com Aids, apenas quatro relataram se sentir instrumentalizados para lidar com a questão da morte, ou seja, menos de um quarto deles.

Figueiredo & Turato (1995), estudando as atitudes dos profissionais de enfermagem diante da Aids e da morte, relataram ter observado que os trabalhadores da saúde são formados para a manutenção e a recuperação da vida, e que a morte é encarada por eles como um fracasso. Esta vivência contínua com situações de conflito interior (como, no caso, a morte) gera angústias e sensação de impotência, dificultando a vida do indivíduo como ser humano e profissional.

Onipresente em toda prática médica e ao longo da história da Medicina, a morte constituiu-se na maior das vicissitudes a que o médico está sujeito. Mais difícil do que atender ao moribundo é – para o médico – lidar com sua pequenez diante daquilo que o supera.

II

A Pesquisa com Médicos-Residentes

Casuística e Método

Conforme Shapiro *et al.* (1992), a maioria dos pacientes com Aids no mundo são atendidos por médicos-residentes em serviços públicos com função assistencial e de ensino. Deste modo, preocupados com a representatividade do nosso estudo, escolhemos aplicá-lo nos médicos-residentes das Moléstias Infecciosas.

Considerando que não havia na literatura um trabalho com um instrumento que contemplasse todos os itens que desejávamos estudar, optamos por compor um questionário com base em outros utilizados nos estudos de Shapiro *et al.* (1992), Wickramasuryia (1995), Searle (1987), Blumenfield *et al.* (1987), Wormser & Joline (1989), Kelly *et al.* (1987). Acrescentamos questões de aspectos levantados nos trabalhos de Cassorla (1990), Costa & Filho (1991), Wachter (1986), Battegay *et al.* (1991) de interesse para a pesquisa. O questionário foi devidamente analisado por um profissional da área de Estatística Médica. Trata-se de um questionário fechado, cuja maioria das questões dispõe de cinco opções (discordo fortemente, discordo, tenho dúvida ou não tenho opinião a respeito, concordo e concordo fortemente), conforme a escala de Likert de cinco pontos. Inicialmente, aplicamos o questionário a um grupo-piloto, a fim de avaliar a clareza e a coerência das questões, além da possibilidade de surgirem questões novas. Reservamos um espaço no final do questionário para comentários livres.

Atitude é um conceito muito estudado pela Psicologia Social. Neste trabalho optamos por utilizar o conceito de Gade (1980), trata-se de uma organização psíquica resultante de processos cognitivos, perceptivos e motivacionais, tendo como conseqüência sentimentos a favor ou contra, o que leva a uma disposição para agir em direção a determinado objeto. Tem três componentes básicos e inter-relacionados:

a. o cognitivo remete às informações, experiências passadas, que formaram o corpo de crenças do indivíduo;
b. o afetivo relaciona-se com as emoções ligadas ao objeto, o qual é sentido como amado ou odiado, querido ou detestado;
c. comportamental, encarado como uma provável predisposição à ação.

Os conceitos dos fenômenos que procuramos estudar nesta pesquisa, conforme encontramos na literatura, são:

- *Atitudes Negativas* – toda idéia, afeto e comportamento que revele uma posição negativa do médico em relação aos doentes com Aids ou ao seu trabalho com eles. Conforme observamos em Shapiro *et al.* (1992), Weinberger *et al.* (1992), Wickramasuryia (1995), Berminghan & Kippax (1998), Bosio & Cesa-Bianchi (1997), Searle (1987).
- *Atitudes Paradoxais* – toda idéia, afeto e comportamento incongruente com o conhecimento científico vigente sobre os modos de transmissão da Aids, conforme observamos em Weinberger *et al.* (1992), Wickramasuryia (1995), Wormser & Joline (1989), Blumenfield *et al.* (1987).
- *Atitudes Estigmatizadoras* – toda idéia, afeto e comportamento que revele direta ou indiretamente um juízo de valor a respeito do sujeito, a partir de uma característica do mesmo, conforme observamos em Kelly *et al.* (1987), Shapiro *et al.* (1992), Mathews *et al.* (1986), Berminghan & Kippax (1998), Treiber *et al.* (1995).
- *Dificuldades do Campo Psicológico ou Dificuldades Psicológicas* – dificuldades provenientes das complexas questões envolvidas no trabalho com os doentes com Aids, que resultam

ao profissional, durante a sua prática, ter de responder, a todo momento, a demandas de ordem psicológica e humanística, conforme observamos em Cassorla (1990), Costa & Filho (1991), Wachter (1986), Battegay *et al.* (1991), Figueiredo & Turato (1995).

Com o objetivo de chegar a resultados mais expressivos decidimos estudar a população dos médicos residentes do 1º e 2º anos dos Programas de Residência em Moléstias Infecciosas do Hospital das Clínicas de São Paulo e do Hospital Emílio Ribas, perfazendo um "n" estimado de 56 residentes, distribuídos do seguinte modo: 20 residentes do 1º ano e 20 do 2º, do Programa de Residência Médica do Hospital Emílio Ribas e oito residentes do 1º ano e oito do 2º do Programa de Residência Médica do Hospital das Clínicas de São Paulo.

O grupo-piloto foi composto por oito residentes, quatro de cada programa. Optamos por utilizar alguns residentes do 3º ano nesta fase da pesquisa, a fim de perder o mínimo da amostra. Foram três residentes do 1º e quatro do 3º ano de Residência, e um que não identificou seu estadiamento.

Os questionários respondidos pelo grupo-piloto foram analisados, resultando na eliminação de algumas questões, reformulação de outras e inclusão de questões novas, algumas sugeridas pelos residentes.

Os critérios de inclusão na pesquisa foram:

- Ser médico.
- Estar no primeiro semestre do 1º e 2º anos dos Programas de Residência Médica em Moléstias Infecciosas do Hospital das Clínicas de São Paulo e do Hospital Emílio Ribas, cursando regularmente.

Preencheram estes critérios os 56 residentes, conforme já prevíamos.

Marcamos uma reunião em cada um dos dois Serviços de Moléstias Infecciosas selecionados para o preenchimento do questionário (*vide* Anexo A) e do devido termo de consentimento (*vide* Anexo B) para o uso do instrumento nesta pesquisa. Nas reuniões, inicialmente apresentamo-nos e explicamos o objetivo da pesquisa, passando, a seguir, ao preenchimento do termo de consentimento e do questionário, deixando claro que se tratava de um questionário para preenchimento anônimo. Portanto, preenchidos os dois impressos, deveriam introduzi-los cada um em uma pasta disposta sobre a mesa da sala.

Nesta fase (aplicação dos questionários) da pesquisa, obtivemos o auxílio de um estudante do 3º ano da Faculdade de Medicina da Universidade de São Paulo, devidamente treinado no procedimento.

A maioria dos residentes levou 25 minutos para preencher os dois documentos. Tivemos o cuidado de realizar a reunião em sala espaçosa de modo que cada residente tivesse espaço vazio ao seu lado, podendo ficar tranqüilo quanto ao anonimato de suas respostas.

Nessas duas reuniões, obtivemos o preenchimento aproximado de 30% da amostra. O restante foi obtido, fazendo contato particular com cada residente nos dias consecutivos à reunião, procurando evitar a perda do ineditismo do questionário, posto que os residentes que já haviam respondido poderiam comentar com os demais a respeito, apesar de nossa solicitação de que, de preferência, não o fizessem.

Infelizmente a segunda etapa durou mais do que esperávamos. As questões de horários, locais de estágio e disponibilidade dos informantes interferiram. Apesar do prolongamento desse período de preenchimento por aproximadamente um mês após o previsto, não observamos, no contato com esses residentes, indícios de que já tivessem conhecimento do conteúdo da pesquisa.

O questionário é composto inicialmente por questões referentes a algumas variáveis (demográficas e outras), que serão controladas na análise estatística (descritas abaixo). A partir da questão nº 7, iniciam-se as perguntas sobre atitudes, sendo que, da 8ª até a 76ª, dispõem da escala de Likert para respondê-las.

O tratamento dos dados deu-se da seguinte forma:

1. Realizamos uma análise descritiva, para cujo propósito organizamos em uma tabela a distribuição de freqüências de todo o questionário (*vide* Tabela 8, pp. 116-119).
2. Realizamos um estudo estatístico associativo dos fenômenos estudados com algumas variáveis independentes (idade; sexo; ano de residência; ter se submetido à psicoterapia; possuir familiar ou amigo HIV+; possuir familiar ou amigo com doença terminal; número de pacientes atendidos por semana; exposição a um acidente com seringa utilizada em um paciente; exposição a um acidente com seringa utilizada em um paciente sabidamente HIV+; exposição a um acidente com seringa utilizada em um paciente possivelmente HIV+), a fim de verificar possíveis influências das variáveis sobre os fenômenos.

As variáveis escolhidas para o estudo, inicialmente, faziam parte dos critérios de exclusão (exceto sexo e ano de residência) da pesquisa. À época da avaliação do Projeto de Pesquisa, um dos pareceristas sugeriu que passassem a ser controladas na análise estatística, o que inclusive poderia enriquecer os resultados. E assim o fizemos.

As variáveis "Possuir outro curso de nível superior", "Possuir outra especialidade médica" e "Possuir formação psicoterápica" não puderam ser utilizadas no estudo estatístico devido ao número insignificante de sujeitos que responderam sim (de zero a dois, dentre os 49 residentes) às mesmas no questionário.

Para a realização do estudo associativo, inspiramo-nos no procedimento realizado no trabalho de Martins (1992). Agrupamos as questões por afinidade do tema, observando e mantendo o sentido das mesmas conforme empregadas nos trabalhos originais (os mesmos encontram-se citados no segundo parágrafo deste capítulo), permitindo a constituição de escalas e a conseqüente contabilização dos escores a serem utilizados no estudo estatístico com as variáveis. Definiram-se, assim, cinco escalas de escores, quatro de atitudes e uma de dificuldades psicológicas. Deste modo:

I . Escala de Atitudes Negativas – composta por 12 questões (n°s 10, 15, 16, 17, 18, 19, 22, 23, 28, 29, 30 e 73);

II. Escala de Atitudes Paradoxais – composta por 12 questões (n°s 7, 20, 24, 25, 26, 27, 45, 46, 47, 48, 49 e 50);

III. Escala de Atitudes Estigmatizadoras em Relação à Homossexualidade – composta de 11 questões (n°s 15, 31, 32, 34, 35, 36, 39, 41, 43, 44 e 74);

IV. Escala de Atitudes Estigmatizadoras em Relação à Drogadição – composta de oito questões (n°s 33, 37, 38, 40, 42, 51, 75 e 76); e

V. Escala de Dificuldades do Campo Psicológico – composta de 25 questões (n°s 11, 12, 52, 53, 54, 55, 56, 57, 58, 59, 60, 61, 62, 63, 64, 65, 66, 67, 68, 69, 70, 71, 72, 77 e 78). As questões n°s 69, 70, 71 e 72 referem-se aos sintomas que compõem o quadro clínico da Síndrome de "Burnout", conforme Freudenberger (1975).

Definidas as escalas, foram comparadas à média dos escores dos subgrupos determinados pelas variáveis, conforme a Tabela 1. Os seguintes passos foram dados em seguida:

1. Oportunamente, realizamos um estudo estatístico associativo de algumas questões individualizadas (*vide* Anexo C, Tabelas 19 a 25) com os subgrupos definidos pelas variáveis.
2. Realizamos um estudo estatístico comparativo entre os escores médios das atitudes estigmatizadoras em relação à homossexualidade e os das atitudes estigmatizadoras em relação à drogadição.
3. Realizamos um estudo estatístico comparativo entre os escores médios das questões n°s 66, 67 e 68 que avaliavam, respectivamente, a sobrecarga psicológica relativa a atender um paciente com Aids, um paciente homossexual com Aids e um paciente drogadito com Aids.
4. Realizamos um estudo estatístico de correlação entre os escores das atitudes negativas e das dificuldades psicológicas.

Os subgrupos determinados pelas variáveis

Variáveis	Subgrupos	
Idade	23 a 26 anos ou mais jovem	27 a 30 anos ou mais velho
Sexo	Masculino	Feminino
Ano de residência	1º	2º
Fez psicoterapia	Sim	Não
Ter familiar ou amigo HIV+	Sim	Não
Ter familiar ou amigo com doença terminal	Sim	Não
Número de pacientes atendidos por semana	Até dez	11 ou mais
Sofreu acidente com seringa utilizada em um paciente	Sim	Não
Sofreu acidente com seringa utilizada em um paciente sabidamente HIV+	Sim	Não
Sofreu acidente com seringa utilizada em um paciente possivelmente HIV+	Sim	Não

Nota: O ponto de corte para definição dos subgrupos referentes à idade foi a Moda; enquanto para o número de pacientes atendidos por semana foi a Mediana.

Tabela 1

5. Discutimos os resultados mais relevantes à luz dos conhecimentos relativos à Psicologia Médica; correlacionando-os com outros constantes na literatura médica.

Quanto ao tratamento estatístico dos dados:

- As variáveis qualitativas foram representadas por freqüência absoluta (n) e relativa (%) e as quantitativas por média, desvio padrão, mediana, valores mínimo e máximo.
- Foram utilizados testes não-paramétricos, pois as variáveis quantitativas não são contínuas em amostras de tamanho pequeno.
- A diferença entre os escores segundo as variáveis qualitativas – idade, sexo, ano de residência, ter feito psicoterapia, possuir familiar ou amigo HIV+ etc. – foi analisada pela prova não-paramétrica de Mann-Whitney (U).
- A presença de associação entre duas variáveis qualitativas foi analisada pelo teste do Qui-quadrado (χ^2) ou pelo Teste Exato de Fisher quando as suposições básicas do χ^2 não se encontravam satisfeitas.
- A presença de correlação linear entre dois escores foi analisada pelo coeficiente de correlação por postos de Spearman (r_s).
- Adotou-se o nível de significância de 0,05 (α = 5%) e níveis descritivos (P) inferiores a esse valor foram considerados significantes.
- Devido ao tamanho pequeno da amostra, os resultados cujo nível ficou entre 0,05 e 0,10 foram considerados como tendência à diferença estatística e levados à discussão.

Resultados e Discussão

Como afirmamos no capítulo anterior, após as reuniões marcadas para o preenchimento dos questionários, uma em cada instituição, passamos ao contato particular com cada um dos residentes que haviam faltado às reuniões. Com muitos deles, o preenchimento só se realizou após diversos contatos por telefone ou recados deixados no departamento. Alguns, ao chegar, referiam-se à atividade para qual vieram como "avaliação psiquiátrica" ou "terapia". Organizamos nossa pesquisa de campo do modo mais tranqüilo possível. Como precisávamos do máximo de autenticidade nas respostas, era necessário que os entrevistados se sentissem à vontade. Por isso, tanto nas reuniões, quanto na fase de contatos particulares, salientamos a confidencialidade das respostas ao questionário, bem como o anonimato quando da apresentação dos resultados. Observamos que, após o início, os informantes passaram a apresentar calma, silêncio e concentração, até o término, não tendo havido reação alguma de constrangimento.

Apesar de entendermos o quanto os residentes são ocupados, não pudemos deixar de considerar – pela dificuldade em marcar os encontros e a expectativa de "serem avaliados por um psiquiatra" como referiram alguns – uma certa resistência em se expor. Porém, uma vez dirimidas as dúvidas, as defesas caíram e a atividade evoluiu a contento.

Responderam ao questionário 50 residentes, de um total de 56.

No Serviço de Moléstias Infecciosas do Hospital das Clínicas, dos 16 residentes, 14 preencheram. Dos dois que não preencheram, um recusou-se sem querer se justificar, e a outra, após sucessivos contatos telefônicos para combinarmos o encontro, nunca conseguiu cumprir o solicitado.

No Serviço do Hospital Emílio Ribas, dos 40 residentes, 36 preencheram. Dos quatro que não preencheram, um se recusou e três não foi possível encontrar, apesar das várias tentativas. Nesse caso, faz-se necessária uma ressalva, esses três pertenciam às unidades do Pronto Socorro e da UTI, de onde não eram autorizados a sair um minuto sequer das 8 às 18 horas. Portanto, os residentes dessas unidades, que preencheram o questionário, dispuseram-se a fazê-lo na chegada ou na saída de seus expedientes de trabalho.

Vale ressaltar que aquele que se recusou, o fez da seguinte maneira: compareceu à primeira reunião marcada no Serviço, mas, quando lhe foi explicado que não se tratava de uma atividade curricular, sentiu-se enganado e negou-se a preencher a pesquisa, sequer esperando maiores explicações de minha parte sobre o intuito daquela atividade. Dizia que precisava prontamente retornar ao seu trabalho, pois havia pacientes e atribuições aguardando-o. É importante esclarecer que a reunião ocorria no horário de almoço. Se por um lado frustrou-me, sem dúvida também impressionou-me a reação desse médico, cuja justificativa é inquestionável. O restante do grupo permaneceu, acolhendo a minha proposta, indiferente à questão de não ser uma atividade curricular.

Dos 50 questionários, um não foi incluído devido ao não preenchimento do termo de consentimento. Não sabemos a razão, pois justamente queríamos garantir a liberdade de preencher ou não tanto o questionário, quanto o termo de consentimento. Outrossim, enfatizávamos muito, no início da atividade, a necessidade do preenchimento de ambos, para que pudéssemos utilizar as informações, respeitando os princípios éticos que regem as pesquisas com seres humanos. Contabilizamos, portanto, 49 sujeitos.

Destes, 29 mulheres (59,2%) e 20 homens (40,8%). Exatamente a distribuição inversa do estudo de Shapiro *et al.* (1992), que teve 60% de homens e 40% de mulheres.

A média de idade foi de 25,5 anos com desvio padrão de 1,7. No estudo referido acima, a média etária foi de 27,5 anos e desvio-padrão de 2,4. Sabemos que a média de idade dos residentes, ao menos nos EUA, é mais elevada, ao mesmo tempo que o curso de residência deles possui uma duração mais prolongada.

É necessário ressaltar que cinco residentes não revelaram a idade. Pensamos que o receio em fornecer um dado que pudesse facilitar a sua identificação tenha contribuído para esta ocorrência.

Quanto ao ano de residência, obtivemos 27 (55,1%) médicos do 1º e 22 do 2º ano (44,9%).

Quanto às demais variáveis pesquisadas, obtivemos (de um n = 49):

- 14 (28,6%) haviam se submetido à psicoterapia;
- 9 (18,4%) possuíam familiar ou amigo HIV+;
- 9 (18,4%) possuíam familiar ou amigo com doença terminal;
- 50% do grupo atendiam até dez pacientes por semana e os outros 50% atendiam 11 ou mais;
- 23 (46,9%) já haviam sofrido um acidente com uma seringa utilizada num paciente;
- 8 (16,7%) já haviam sofrido um acidente com uma seringa utilizada num paciente sabidamente HIV+;
- 10 (20,8%) já haviam sofrido um acidente com uma seringa utilizada num paciente possivelmente HIV+.

O elevado percentual de acidentes com seringas utilizadas em pacientes está dentre os achados da literatura. Shapiro *et al.* (1992) relataram tais ocorrências com 75% dos residentes.

É importante esclarecer que, entre os nove residentes que possuem familiar ou amigo HIV+ e os nove que possuem familiar ou amigo com doença terminal, apenas um se repete nos dois subgrupos (*vide* Tabela 2).

Análise da concordância entre presença de familiar ou amigo HIV+ e familiar ou amigo com doença terminal

Familiar ou amigo HIV+	Familiar ou amigo com doença terminal Não		Sim		Total	
	n	%	n	%	n	%
Não	32	65,3	8	16,3	40	81,6
Sim	8	16,3	1	2,0	9	18,4
Total	40	81,6	9	18,4	49	100,0

Tabela 2

Quanto à origem da maior parte das informações obtidas a respeito da Aids, 83,6% do grupo referiram-se às fontes acadêmicas (graduação, residência e revistas científicas). As alternativas mídia, cursos extracurriculares e experiência profissional obtiveram baixa pontuação (*vide* Tabela 3). Tal resultado encontra-se dentro do esperado, pois se trata de um grupo que provavelmente terminou recentemente a faculdade, ingressando na residência. Por outro lado, esse percentual elevado relativo às fontes acadêmicas as responsabiliza mais ainda pela qualidade do ensino prestado.

Distribuição das fontes de informação sobre Aids referidas pelos residentes

Fontes de informação sobre Aids	n	%
Residência	18	36,7
Na graduação	10	20,4
Na graduação / Residência / Revistas científicas	5	10,2
Residência / Revistas científicas	3	6,1
Revistas científicas	3	6,1
Na graduação / Residência	2	4,1
Na graduação / Residência / Revistas científicas / Experiência profissional	2	4,1
Na mídia / Na graduação	1	2,0
Na graduação / Cursos extracurriculares	1	2,0
Residência / Experiência profissional	1	2,0
Na graduação / Residência / Cursos extracurriculares	1	2,0
Na graduação / Residência / Experiência profissional	1	2,0
Na graduação / Residência / Revistas científicas / Cursos extracurriculares / Experiência profissional	1	2,0
Total	49	100,0

Tabela 3

Passaremos agora a discutir, uma a uma, as atitudes negativas, paradoxais e estigmatizadoras com relação à homossexualidade, à drogadição e às dificuldades psicológicas.

Atitudes Negativas

Observando a escala de escores das Atitudes Negativas, percebemos que variaram num nível inferior desta escala. Para um mínimo de 12 e um máximo de 60 pontos, nosso grupo obteve como média e mediana, respectivamente, 19,33 e 19 pontos e desvio padrão de 3,63.

Devemos comentar alguns resultados referentes à análise descritiva.

Na questão nº 10, 75,5% dos residentes sentem-se clinicamente competentes para atender num ambulatório de Aids. No estudo de Shapiro *et al.* (1992), respectivamente, nos EUA, Canadá e França, foram apresentadas as percentagens de 68, 40 e 34. Portanto, em nosso estudo, nesse item, aparece uma maior positividade (ou menor negatividade).

As questões nºs 15 e 16 referem-se, respectivamente, a não ser ético recusar a assistência a um doente devido à orientação sexual e à possibilidade de ter Aids. Nossos residentes responderam com um percentual de concordar fortemente (alternativa nº 5 da escala de Likert) de 91,8 em ambas. Novamente menos negativo que o estudo de Shapiro *et al.* (1992) que apresentou percentuais, respectivamente, nos EUA, Canadá e França, para a primeira questão, de 69, 78 e 88, e, para a segunda, de 56,87 e 64.

As questões nºs 28 e 30, respectivamente, "Se tiver escolha, evitará atender pacientes com Aids" e "Pensa em mudar de especialidade pela possibilidade de ser solicitado a trabalhar com pacientes com Aids", apresentam níveis mínimos de concordância, zero na primeira e 2% na segunda. Portanto, nesses itens, praticamente não encontramos negatividade em nosso estudo. Ao compararmos com alguns resultados presentes na literatura, a diferença da disponibilidade dos nossos profissionais acentua-se. Por exemplo:

- Weinberger *et al.* (1992) relatam no seu estudo com 390 médicos americanos da Carolina do Norte que um índice de 40% deles referiram recusar ou encaminhar pacientes com Aids.
- Malbergier & Stempliuk (1997) relatam que, nos EUA, 25 a 30% dos residentes de Medicina Interna recusavam doentes com Aids.
- Somogyi *et al.* (1992) relataram que 37% dos médicos em seu estudo não aceitavam casos novos com Aids.

Por outro lado, Malbergier & Stempliuk (1997) relatam que dos 17 infectologistas pesquisados apenas quatro apontaram o interesse pela doença como a motivação para trabalhar com Aids.

Portanto, simplesmente querer trabalhar com Aids ou referir não recusar os pacientes pode não equivaler diretamente à ausência de atitudes negativas. Isso faz questionar o quanto os itens n°s 28 e 30 deste instrumento, referidos acima e que revelaram baixíssima negatividade, são realmente eficazes em avaliá-la.

Diferentemente, na questão nº 18, isto é, "É lícito solicitar teste para Aids, ao se suspeitar que um paciente esteja envolvido em sexo de risco", observamos que 49% concordaram com a afirmativa, um índice maior do que os 43% de concordância para o mesmo item revelado por Wickramasuryia (1995), cujo estudo com estudantes de Medicina demonstrou, de um modo geral, um nível bem maior de atitudes negativas que o nosso.

Solicitar o teste numa situação injustificada, além de representar uma atitude negativa, denota um certo grau de invasibilidade do médico em relação ao seu paciente. A simples suspeita do envolvimento do paciente em atividade sexual de risco é pouco para solicitar um teste para Aids. Justifica, sim, uma tentativa de aproximação do médico em relação a este aspecto para tentar confirmar a suspeita ou entender a razão pela qual o paciente mantém uma dúvida a esse respeito. A confirmação da suspeita deve abrir a oportunidade para o médico discutir a solicitação do exame com o paciente e, então, com a anuência deste, solicitá-lo.

Nas questões nºs 22 e 23, respectivamente, "É lícito solicitar teste para Aids, aos pacientes cujos sintomas HIV necessitam de confirmação" e "apenas com consentimento informado", ao contrário do esperado (isto é, zero de discordância), observamos um percentual de discordância em torno de 18 a 20; evidentemente denotando um subgrupo dos residentes um tanto incomodado com as restrições na solicitação do teste e também uma certa negatividade de parte (um quinto) do grupo de residentes.

Um outro achado que nos parece relevante comentar vem da observação do confronto dos resultados das questões nºs 28 e 29, respectivamente, "Se tiver escolha, evitará atender pacientes com

Aids" e "Ativamente procurará oportunidades de trabalhar com paciente com Aids", cujo esperado seria um padrão inversamente proporcional de resposta. Porém, o que observamos é que, enquanto na primeira, tivemos 100% de discordância, a concordância na segunda expressa-se em apenas 83,7%. Estas questões parecem-nos iguais ao reverso. Estes resultados, porém, fazem-nos refletir que entre "não evitar" tal coisa e "efetivamente procurá-la" existe uma diferença. Se pensarmos que é necessário um esforço maior para procurar algo do que para simplesmente não evitar encontrá-lo, torna-se mais clara a diferença. Nossos residentes, em sua totalidade, não evitarão os pacientes com Aids, mas, quanto a procurá-los, a maioria o fará, mas não todos.

De um modo geral, os resultados da análise descritiva revelam uma certa heterogeneidade da presença de atitudes negativas no grupo de residentes estudado. Em alguns itens, quase ausentes, em outros um pouco mais evidentes, parecendo tender a níveis mais baixos. Certamente, o fato de nosso estudo utilizar os residentes das Moléstias Infecciosas influi nesses resultados por se tratar de um grupo que procura a residência sabendo que vai encontrar tal clientela, portanto poder-se-ia pensar que escolhe trabalhar com ela.

No estudo associativo para observar influências das variáveis estudadas nas Atitudes Negativas, encontramos uma tendência à diferença estatística ($P < 0,10$) (*vide* Tabela 11, p. 125) quanto ao ano de residência com os do 2º ano com escores menores, indicando possivelmente possuírem um nível menor dessas atitudes. Reforçando este achado, temos o resultado da comparação dos dois subgrupos (do 1º e do 2º anos) em relação à questão nº 10 que versa sobre a sensação de competência clínica para trabalhar com pacientes com Aids, cujo resultado demonstrou uma diferença estatisticamente significante ($P < 0,05$) (*vide* Tabela 21, pp. 143-144) com o subgrupo do 2º ano apresentando um nível de concordância maior.

Figueiredo & Fiorini (1996) defenderam, em seu estudo, que a exposição ao risco tem um efeito de dessensibilizar, "de perder o medo". Portanto, os residentes do 2º ano por estarem em contato há mais tempo com a prática, tornar-se-iam menos hostis a essa clientela, passando a demonstrar menor negatividade. Além disso, durante o curso da Residência, recebem supervisão constante dos preceptores, podendo discutir aspectos de suas atitudes em relação aos pacientes nesses espaços.

Estes mesmos autores relatam, em seu estudo realizado com estudantes e profissionais da enfermagem e suas relações com à Aids, que os últimos, imersos que estão na prática, apresentam maior tendência a atitudes mais autônomas, independentes e livres de preconceito e, conseqüentemente, menos negativas.

Consonantes a isso, Blumenfield *et al.* (1987) demonstraram que 25 a 50% das enfermeiras relatam medo de cuidar de homossexuais e prisioneiros com Aids, porém após seis meses de prática esses números decresciam significativamente, sugerindo que a experiência e aprendizado podem reduzir o medo.

O subgrupo que atende 11 ou mais pacientes por semana apresentou uma diferença estatística significante ($P < 0,05$) (*vide* Tabela 15, p. 131), com relação ao subgrupo complementar com um nível menor de atitudes negativas. Do mesmo modo, apresentaram atitudes menos negativas com relação à questão nº 18 que refere ser lícito solicitar testagem anti-HIV a todos os pacientes que suspeitarem de um envolvimento com comportamento sexual de risco. Apresentaram diferença estatisticamente significante ($P < 0,05$) (*vide* Tabela 25, pp. 151-152) com relação ao subgrupo dos que atendem até dez pacientes por semana.

Dentre os fatores preditivos para menor negatividade elencados por Berminghan & Kippax (1998), está a freqüência de contatos profissionais com pacientes HIV+; portanto, médicos que possuem um número maior de portadores ou pacientes tendem a apresentar menor grau de rejeição, vindo ao encontro dos resultados que acabamos de referir.

Por outro lado, La Pena *et al.* (1992), realizando um estudo com os funcionários de todos os segmentos do Hospital Carlos Van Buren sobre o grau de conhecimento e atitudes frente aos pacientes com Aids, encontraram, justamente dentre os funcionários com contato direto com os pacientes, mais temor, estresse e desprezo do que o inverso.

Um outro aspecto é bem lembrado por Berminghan & Kippax (1998), aqueles que apresentam baixo grau de negatividade em relação aos doentes com Aids e que também apresentam um nível elevado de interação com estes, talvez pudessem já ter o baixo grau de rejeição previamente a esse contato tão freqüente. Portanto, um posicionamento diferente ao de Figueiredo & Fiorini (1995) de que a prática é que diminui a negatividade, pois preconiza que a baixa negatividade prévia é que pode favorecer a maior interação na prática.

Figueiredo & Souza (1991) relataram que alguns trabalhos têm mostrado uma propensão bem mais positiva das atitudes das mulheres frente à Aids. Porém, no nosso estudo, os testes não revelaram diferenças nos subgrupos divididos quanto ao gênero com relação às atitudes negativas (*vide* Tabela 10, p. 123).

O subgrupo que se acidentou com uma seringa utilizada em um soropositivo apresentou uma diferença estatística significante ($P < 0,05$) (*vide* Tabela 17, p. 134), comparado ao subgrupo complementar com relação às atitudes negativas, com escores menores, significando um nível menor das atitudes negativas. Tal achado, a princípio, parece controverso. Várias hipóteses podem ser cogitadas. Primeiramente, a exposição a uma situação concreta de possível contaminação pode catalisar naquele residente a elaboração mental de questões internas que interfiram na formação de suas atitudes frente aos seus pacientes. Não temos acesso à informação, nem é nosso objetivo saber se algum desses acidentes resultou em contaminação, mas sabemos da literatura que a probabilidade de isto acontecer é baixíssima, mais precisamente 0,2 a 0,5% para acidentes ocupacionais com agulhas ocas (Sande *et al.*, 1998). Portanto, uma segunda hipótese é de que se submeter a uma situação real de risco de contaminação e experimentar como resultante o inverso podem favorecer a tranqüilização e a redução da negatividade. Uma terceira possibilidade é de que justamente o acidente ocorra em indivíduos previamente menos negativos e, justamente por serem menos cautelosos nos procedimentos, terminam por se acidentar.

No estudo de Treiber *et al.* (1987), os achados apóiam a idéia de que o estresse psicológico pelo qual passa uma equipe ao trabalhar com Aids pode justificar ao menos parcialmente as atitudes negativas em relação aos pacientes.

Berminghan & Kippax (1998) encontraram uma relação significantemente positiva entre as escalas de ansiedade e discriminação (= negatividade).

Com base nesses achados da literatura, decidimos realizar uma análise de correlação entre os escores das atitudes negativas e das dificuldades psicológicas, de um lado, e das atitudes negativas e da Síndrome de "Burnout", de outro, porém não foi encontrada correlação estatisticamente significante entre a escala de atitudes negativas e a escala de dificuldades psicológicas (P = 0,733), bem como entre a escala de atitudes negativas e a escala da Síndrome de "Burnout" (P = 0,539).

A análise de correlação (Gráfico1) e (Gráfico 2) mostrou-se negativa.

Associação entre os escores de atitudes negativas e de dificuldades psicológicas

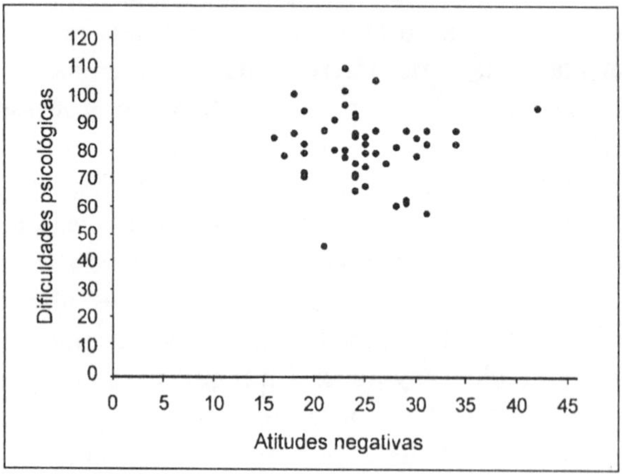

Gráfico 1. $r_s = -0{,}08$ P = 0,572

Associação entre os escores de atitudes negativas e da Síndrome de "Burnout"

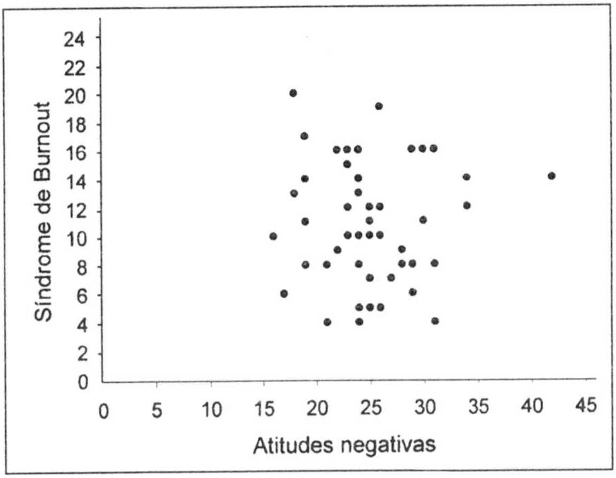

Gráfico 2. $r_s = -0,05$ $P = 0,713$

Avaliação da experiência profissional

Neste estudo, 75,5% dos residentes sentem-se clinicamente competentes para atender num ambulatório de Aids (questão nº 10) e 95,9% consideram a experiência com pacientes com Aids positiva quanto à formação profissional (questão nº 73).

Em conformidade com os nossos resultados, Shapiro *et al.* (1992) referem que 69% dos residentes no Canadá, 61% na França e 75% nos EUA consideram a sua prática em cuidar de pacientes com Aids positiva, entendendo como uma excelente experiência educacional.

Porém, em pesquisa com 900 clínicos italianos, Bosio & Cesa-Bianchi referem que 58% avaliam negativamente sua experiência de cuidar de pacientes HIV+ e 71% avaliam negativamente a experiência de cuidar de pacientes com Aids. Porém, em torno de 60% demonstram disposição em tratar dessa população de pacientes. A negatividade apontada deve-se ao enfrentamento de várias dificuldades ao cuidar desses pacientes. Ao contrário, a maioria deles avalia a experiência como rica com relação ao aspecto humano.

Também Malbergier & Stempliuk (1997) referem que, dos 17 infectologistas pesquisados, nenhum deles, ao serem inquiridos sobre particularidades que diferenciavam os pacientes HIV+ dos demais, destaca algo positivo, como por exemplo a maior interação médico-paciente.

Eakin & Taylor (1990) relatam que pouca informação encontra-se disponível sobre as dimensões psicossociais positivas do trabalho com Aids. Reconhecem que dois fatores podem influenciar nisto: a grande prevalência de respostas negativas mesmo e que as respostas positivas são infreqüentemente pesquisadas.

A importância de salientar os aspectos positivos ficará mais evidente nos comentários referentes à Sindrome de "Burnout", constantes nas "Considerações Finais", quanto à prevenção da mesma.

Atitudes Paradoxais

A análise descritiva das Atitudes Paradoxais revelou alguns resultados que nos parece relevante comentar.

Na questão nº 20, "É lícito solicitar teste para Aids, no caso dos cirurgiões, para todos os pacientes a quem forem operar", observamos que 14,3% dos nossos residentes estavam em dúvida ou não tinham opinião a respeito (NTO) e 18,3% concordavam com a afirmação. Shapiro *et al.* (1992) encontram para o mesmo item, respectivamente para EUA, Canadá e França, 41, 35 e 36 pontos percentuais de concordância.

Talvez seja justo questionar por que nos referimos aos 32,6%, correspondentes à soma dos 14,3% que permaneceram em dúvida e dos 18,3% que concordaram, enquanto mais do que o dobro deles (66,4%) discordaram da afirmativa. Parece-nos relevante enfatizar que os sujeitos deste estudo são médicos em estágio de especialização em infectologia e, para tais profissionais, o trabalho com Aids é uma rotina. Nesse sentido, os números acima referidos revestem-se de maior importância e significado.

É de conhecimento corrente que os cirurgiões devem, na atualidade, se utilizar dos cuidados de proteção à contaminação acidental pelo HIV no exercício de sua profissão com quaisquer pacientes que forem operar, testados ou não. Do mesmo modo, um cirurgião não poderá se negar a operar um paciente, alegando a soropositividade deste. Portanto, o fato de um terço dos residentes de Moléstias Infecciosas dividir-se entre ter dúvida e concordar que os cirurgiões devem solicitar o teste a todos os pacientes que forem operar revela-se notável enquanto atitude paradoxal.

Salientou-se também o perfil dos percentuais nas questões de n°s 24 a 27 que investigam o grau de sensação de conforto no contato com pacientes com Aids, sendo que cada questão caracteriza um nível de proximidade maior com o paciente, começando com "tendo uma conversa" até "morando junto", passando por "apertando a mão" e "fazendo um completo exame físico". Nas três primeiras, o percentual manteve-se entre 98 e 100, porém caiu drasticamente para 51 na quarta, que se referia a um grau de contato bastante próximo, o da convivência (*vide* Tabela 4). Wickramasuryia (1995) observou, para a mesma ordem de situações de contato, os seguintes percentuais de concordância: 80, 64, 51 e 18,5.

Comparação entre as respostas dadas pelos residentes às questões n°s 24, 25, 26 e 27

Questão	Média ± D.P.	Mediana	Mínimo	Máximo
24	4,78 ± 0,42	5	4	5
25	4,76 ± 0,56	5	2	5
26	4,73 ± 0,45	5	4	5
27	3,65 ± 1,15	4	1	5

Tabela 4. $\chi^2_r = 74,85$ $P < 0,001$ * (24 = 25 = 26) ^{1} 27

Foi encontrada diferença estatisticamente significante entre elas ($P < 0,001$). As respostas dadas à questão n° 27 mostraram-se significantemente diferentes das demais.

Nossos resultados, para essa seqüência de graus de proximidade no contato com um paciente com Aids, apesar de números diferentes dos de Wickramasurya (1995), são tão representativos quanto. A mudança na sensação de conforto é nítida quando a situação proposta deixa de ser de cunho profissional, situando um contato que passa a ser pessoal. Além disso, inclui-se também o aspecto de tempo de exposição. No convívio, não há medidas, é imprevisível o tempo que se passa com alguém. Portanto, enquanto a situação encontra-se em parâmetros claros com limites precisos, a totalidade dos profissionais sente-se confortável; ao mudar para uma situação de contato sem esses limites, apenas metade do grupo refere conforto. Assim, apesar de não haver referência a situações de risco de contágio; ao se referir "convivência", 50% do grupo parecem reagir como se tal houvesse – atitude paradoxal.

Nas questões nºs 45, 47, 48, 49 e 50, respectivamente, "Acha que tem alto risco de contrair Aids pela carreira que escolheu", "Preocupa-se que futuramente venha a saber que a Aids é transmissível por vias até então tidas como seguras", "Os auxiliares de enfermagem têm alta probabilidade de se contaminar ao cuidar de pacientes com Aids", "Tenho alto risco de me contaminar ao me acidentar com uma agulha utilizada em um paciente com Aids" e "Uma enfermeira que esteja grávida não deve cuidar de pacientes com Aids", observamos níveis de concordância variando de 12,3 a 24,5% e níveis de dúvida a respeito da assertiva ou de não ter opinião sobre a mesma variando de 6,1 a 22,4% (*vide* Tabela 5).

As questões da Tabela 5 são bastante representativas dos itens presentes nos trabalhos que investigam as atitudes paradoxais. Observamos que de 59,2 até 77,5% discordam das afirmativas. Porém, o aspecto mais importante é justamente o caráter irracional dessas atitudes. Além disso, vale novamente retomar a qualificação dos sujeitos desta pesquisa, justamente médicos que se especializam para atender esta população de pacientes. Passadas duas décadas de conhecimento adquirido a respeito da Aids, essas atitudes permanecem presentes nos estudos (*vide* revisão de literatura) – certamente com intensidade algo mais tênue, mas não congruente com os avanços de conhecimento epidemiológico e de recursos terapêuticos.

Resultados de algumas questões referentes às atitudes paradoxais

	1D (%)	3NTO(%)	4C (%)
"Acha que tem alto risco de contrair Aids pela carreira que escolheu" (Q45)	77,5	10,2	12,3
"Preocupa-se que futuramente venha a saber que a Aids é transmissível por vias até então tidas como seguras" (Q47)	59,2	22,4	18,3
"Os auxiliares de enfermagem têm alta probabilidade de se contaminar ao cuidar de pacientes com Aids" (Q48)	71,4	6,1	22,4
"Tenho alto risco de me contaminar ao me acidentar com uma agulha utilizada em um paciente com Aids" (Q49)	69,3	6,1	24,5
"Uma enfermeira que esteja grávida não deve cuidar de pacientes com Aids" (Q50)	73,5	14,3	12,2

Tabela 5. D= Discordo; C= Concordo: NTO= não tenho opinião a respeito ou tenho dúvidas.

Já foi referido neste trabalho que o percentual de probabilidade de contaminação num acidente com seringas ou agulhas utilizadas em um paciente é baixíssimo. Por outro lado, vale aqui ressaltar que a freqüência de tais acidentes não é desprezível, quase 50% do grupo já haviam sofrido ao menos um acidente. No estudo de Shapiro *et al.* (1992), 75% dos residentes americanos referiram tais tipos de acidentes. Nesse sentido, há de se relevar o caráter humano da situação de exposição. O risco pode ser de 2:1.000 casos, porém, se é conosco, a sensação de risco não pode ser totalmente debelada. Não idealizamos um profissional que diante de situações de exposição não tenha reação alguma, mas acreditamos que saber a que se refere esta reação, qual a sua origem, poderá ser um recurso que impeça que as reações emocionais interfiram no atendimento dos doentes. À medida que conhece mais a si mesmo, o profissional amplia sua capacidade de manejo das situações; sem se violentar e, por outro lado, poupa os pacientes de iatropatogenias.

Wickramasuryia (1995) chama-nos a atenção para a falta de confiança dos profissionais nos conhecimentos científicos dos modos de transmissão da doença.

Weinberger *et al.* (1992) e Wormser & Joline (1989) questionam o quanto apenas o conhecimento é capaz de provocar mudanças de atitudes.

Para Wormser & Joline (1989), atitudes paradoxais são mediadas por reações emocionais do indivíduo.

Quatro autores alertam para os riscos de conseqüências negativas para os profissionais e pacientes na presença de tais atitudes:

- conforme Ferreira & Abreu (1988), os medos irracionais provocam divisões numa equipe que esteja tratando de pacientes com Aids, gerando uma diminuição da eficiência e do potencial de ajuda ao doente;
- para Figueiredo & Turato (1995), o medo da Aids e sua transmissibilidade são as preocupações mais intensas entre médicos e enfermeiras que abordam tais pacientes e que no caso da enfermagem levam a abandono de emprego, recusa desnecessária de tratar de tais doentes e solicitação exagerada de equipamentos de proteção.

Wickramasuryia (1995) relata que os educadores médicos estão obrigados a prover informação técnica e científica sobre Aids e são desafiados a incutir nos estudantes as responsabilidades profissionais e éticas de ser médico e, nesse sentido, transcender os medos e irracionalidades gerados pela pandemia da Aids, usando seu conhecimento e técnica em favor dos melhores interesses dos pacientes, independente de suas próprias reações viscerais em relação aos pacientes.

Durante séculos, os médicos têm se colocado em certo risco ao cuidar de pacientes com doenças contagiosas. Com o advento da antissepsia e dos antibióticos, puderam imaginar que os riscos associados à prática médica estivessem afastados. O surgimento da

Aids mudou esta concepção e a questão passou a ser discutida em muitos espaços, apesar de haver poucos relatos de contaminação no exercício da profissão. Os médicos iniciantes da época em que a Aids apareceu tiveram muito que pensar e se preocupar sobre se atenderiam ou não tais pacientes. Shapiro *et al.* (1992) salientam que o risco de se contaminar no exercício da profissão é inerente à mesma e que há 50 anos isto não seria questionado. O surgimento de meios de combate à infecção (antissépticos, antibióticos) minimizou essa condição, mas é evidente que o profissional da área da saúde está mais exposto a contrair uma doença do que a população em geral. Portanto, a escolha desta profissão implica assumir uma maior probabilidade de um eventual contágio. Sob este prisma, o medo irracional e as respostas emocionais deixam de justificar a presença de atitudes paradoxais no profissional de saúde.

No estudo associativo, foi observada diferença estatisticamente significante ($P < 0,05$) nas Atitudes Paradoxais com relação à variável ano de residência. Os residentes do 2º ano (R2) expressaram um nível menor destas atitudes (*vide* Tabela 11, p. 125). As diversas vivências do 1º ano de residência podem ter um efeito benéfico sobre as atitudes dos mesmos, seja por meio das supervisões com os preceptores, recebendo orientações acerca de seus posicionamentos em relação aos doentes; seja pela exposição às situações difíceis, promovendo maior confiança e redução do temor de ser contaminado.

Apesar de os testes estatísticos não terem demonstrado diferença significante, chamou-nos a atenção a "performance" do subgrupo que possui familiar ou amigo HIV+ em relação aos itens nºs 45, 47, 48 e 50 (todos referentes às atitudes paradoxais).

Questão nº 45

Acha que tem alto risco de contrair Aids pela carreira que escolheu.

- 6/35 residentes que não possuem familiar ou amigo HIV+ C – 17%.
- 0/9 residentes que possuem familiar ou amigo HIV+ C – 0%.

Questão nº 47
Preocupa-se que futuramente venha a saber que a Aids é transmissível por vias até então tidas como seguras.

- 8/29 residentes que não possuem familiar ou amigo HIV+ C – 27,5%.
- 1/9 residentes que possuem familiar ou amigo HIV+ C – 11,1%.

Questão nº 48
Os auxiliares de enfermagem têm alta probabilidade de se contaminar ao cuidar de pacientes com Aids.

- 10/37 residentes que não possuem familiar ou amigo HIV+ C – 27%.
- 1/9 residentes que possuem familiar ou amigo HIV+ C – 11,1%.

Questão nº 50
Uma enfermeira que esteja grávida não deve cuidar de pacientes com Aids...

- 6/34 residentes que não possuem familiar ou amigo HIV+ C – 17,6%.
- 0/8 residentes que possuem familiar ou amigo HIV+ C – 0%.

Em todas, o subgrupo que possui familiar ou amigo HIV+ apresenta percentuais menores. A experiência de alguém próximo que tenha se contaminado parece catalisar um amadurecimento, um processamento dos aspectos afetivos das atitudes, justamente aqueles que parecem estar comprometidos, considerando que a base das atitudes paradoxais seja as respostas ou reações emocionais.

Atitudes Estigmatizadoras em Relação à Homossexualidade

Um residente de nossa amostra escreveu na parte do questionário destinada aos comentários livres:

O preconceito divide, mas os problemas estão em nós mesmos. Os preconceitos tavez sejam apenas justificativas para que as pessoas não aceitem outras diferentes, por verem no outro algo que não sabem, que não aceitem nelas mesmas, ou para simplesmente se protegerem, mantendo-se cobertas, pelo manto da normalidade, segundo sua própria cultura.

O tema homossexualidade vem sendo debatido há muito tempo em diversas áreas do conhecimento humano. Das ciências médicas às sociais essa temática tem sido explorada sob diversos enfoques, na tentativa de se compreender o fenômeno.

No âmbito da medicina, a orientação sexual homossexual figurou, até meados de 1980, como patologia no Código Americano das Doenças Mentais (APA, 1980). Porém, graças às pressões do organizado movimento "gay" norte-americano, não a encontramos mais listada dentre as patologias descritas na 3ª revisão deste código (DSM-III) (APA, 1980). Também a Organização Mundial de Saúde (OMS) não mais a incluiu em sua Classificação Internacional das Doenças a partir de 1993 (CID-10) (OMS,1993).

Do ponto de vista social, posicionar-se de modo liberal com relação à homossexualidade deixou de ser um lugar passível apenas de retaliações e rejeições por parte do outro, sendo também sinônimo de modernidade. Convencionou-se, portanto, que ser "gay" é uma opção (isto é, uma escolha) e quem assim se posiciona passou a ser identificado como atual, moderno, enfim, não preconceituoso.

Com relação aos médicos, mais do que os leigos, eles certamente conhecem o que é ou não considerado doença atualmente. Revela-se estimulante saber como e quanto as convenções sociais estabelecidas sobre a homossexualidade, e aqui há de se considerar o DSM-IV e o CID-10 como instrumentos convencionados socialmente, influenciam nas atitudes dos médicos frente à temática em questão.

A análise dos resultados referentes às atitudes estigmatizadoras para com a homossexualidade leva-nos a esta reflexão.

Algumas questões revelaram níveis baixíssimos ou nulos de estigmatização (percentuais de concordância = 0-6). Elas são:

- Questão nº 32 – "Se tiver escolha, evitará tratar de homossexuais masculinos com Aids";
- Questão nº 36 – "Acha que os homossexuais que contraem a doença recebem o que merecem";
- Questão nº 41 – "Estaria confortável trabalhando com um colega que admite ser homossexual";
- Questão nº 43 – "Acha que os profissionais da saúde homossexuais não têm direito em trabalhar em sua profissão".

Por outro lado, apresentaram resultados relativos à estigmatização diferenciados, com percentuais de concordância variando de 10,2 a 24,5 e percentuais de dúvida ou de não ter opinião a respeito de 10,2 a 32,7. Elas são:

- Questão nº 34 – "A única forma normal de relação sexual é entre homem e mulher";
- Questão nº 35 – "Sente-se mais negativo em relação à homossexualidade desde que surgiu a Aids";
- Questão nº 74 – "É normal ter desejos por pessoas do mesmo sexo".

Buscando compreender a variação destes resultados, observamos que as últimas três questões (nºs 34, 35 e 74) apresentam uma formulação aparentemente menos comprometedora. Elas referem-se ao fenômeno "homossexualidade", diferentemente das primeiras (nºs 32, 36, 41 e 43) que se referem diretamente aos homossexuais. Nesse sentido, parece que, quando as questões avaliam atitudes sobre o comportamento de indivíduos, torna-se difícil respondê-las escapando do "convencional", do que é socialmente esperado. Talvez por isso, nessas questões, a característica de estigmatização não aparece. Porém, frente às questões que avaliam as atitudes relativas a um fenômeno, a possibilidade de posicionamentos divergentes torna-se mais freqüente.

Particularmente impressionam os percentuais referentes "a ter dúvida" ou "não ter opinião a respeito" (alternativa nº 3 da escala de Likert) das questões nºs 34 e 74, respectivamente, "A única forma normal de relação sexual é entre homem e mulher" – 12,2%, e "É normal ter desejos por pessoas do mesmo sexo" – 32,7%. Isto chama a atenção para a dificuldade de formação de um posicionamento de uma parte desta amostra de residentes frente a essas questões. Além disso, são questões que se referem também à polêmica da sexualidade em termos do que é "normal" ou não. Nesse caso, se pensarmos em intervenções para modificar as atitudes estigmatizadoras com relação à homossexualidade, talvez devamos adotar um enfoque mais abrangente, pois, provavelmente, esses profissionais também apresentam atitudes estigmatizadoras frente a outros pacientes com diferentes tipos de comportamento sexual alternativo.

A questão nº 39, ou seja, "Os homossexuais que se contaminam são responsáveis por terem adoecido", merece um comentário à parte. De todos os residentes, 40,9% tenderam a responsabilizar os homossexuais por sua doença e 15,3% tinham dúvida a respeito ou não tinham opinião. Salvo inúmeras controvérsias passíveis a esta polêmica questão, a maior parte dos estudos (Kelly *et al.*, 1987; Malbergier & Stempliuk, 1997; Wickramasuryia, 1995; Shapiro *et al.*, 1992) critica esse posicionamento no sentido de fornecer uma via de escape ao médico de sua própria responsabilidade para com o tratamento dos doentes com Aids; podendo ser utilizado, portanto, como justificativa para não atendê-los ou, ao menos, para atuações questionáveis no aspecto qualitativo do atendimento.

Além disso, é questionável o quanto é possível responsabilizar plenamente alguém por se contaminar por meio da relação sexual. Trata-se de uma atividade não totalmente controlável. Envolve uma certa desinibição psíquica, levando a uma redução do controle dos impulsos e paralelamente à excitação afetiva, psíquica e motora. Justamente havendo um afrouxamento do juízo crítico em favor do predomínio do sensório-motor. Além disso, como controlar o parceiro? É um outro, passando por todas essas vivências também. Nesse conjunto, ações que favorecem uma exposição, inicialmente não pretendida, podem transcorrer.

Parece-nos relevante transcrever aqui um comentário de um residente na última parte do questionário, com respeito justamente a questão de responsabilizar os homossexuais por terem se contaminado: "(...) não se pode julgar sem saber em que contexto aconteceu (...)".

Shapiro *et al.* (1992), em seu estudo transcultural, encontram diferenças, com os residentes franceses menos estigmatizadores do que os americanos e os canadenses quanto à Aids, à homossexualidade e à drogadição. Comentam a correspondência dos índices de estigmatização encontrados em cada país com os respectivos níveis de tolerância com os padrões de costumes alternativos.

Pensando-se assim, poder-se-iam esperar níveis bem pequenos de estigmatização para a homossexualidade em nosso estudo, quando consideramos os padrões culturais do povo brasileiro, a marca da sensualidade, da exposição da sexualidade na mídia, em festas populares como o carnaval, enfim, situações sociais em que as diversas expressões da sexualidade tendem a aparentar tolerância. Porém, nossos resultados não foram exatamente congruentes com esta idéia, demonstrando a presença clara de atitudes estigmatizadoras para homossexualidade nesse grupo de residentes.

Atitudes Estigmatizadoras em Relação à Drogadição

Uma observação particularizada dos resultados causa-nos preocupação. Vejamos alguns:

- 51% do grupo responsabilizam o usuário de droga EV por sua contaminação;
- 28,5% concordam que a melhor conduta com eles é a disciplina e um terço do grupo não sabe se posicionar a respeito;
- 20,4% concordam com a assertiva de que os drogaditos são pessoas de índole fraca e 28,6% não se definem com respeito a isto.

Os resultados revelam fragilidades dos aspectos técnico e humanístico, na base das atitudes estigmatizadoras expressas. Se a responsabilização da contaminação pela relação sexual é questionável (como já discutido), o que dizer da contaminação por meio do compartilhar de seringas e agulhas por usuários de drogas? Sabe-se que boa parte destes não são exatamente só usuários, mas sim dependentes. A dependência química é uma doença constante dos códigos DSM-IV (APA, 1994) e CID-10 (OMS, 1993), e uma das alterações psicopatológicas básicas é a compulsão pelo uso da droga, conseqüente a uma alteração do controle dos impulsos direcionados para tal comportamento. Justamente o conceito de doença é o da impossibilidade de escolha. Se não pode escolher, é um paciente, não pode ser responsabilizado, pelo menos na totalidade.

Quase um terço dos residentes consideram que a melhor conduta é a disciplina. Se pensarmos nos dependentes, teremos claro que tal conceito não é adequado, pois tais indivíduos necessitam de um tratamento médico. Se pensarmos nos usuários, é possível imaginar que, dentro das características de personalidade deste grupo (a visão de mundo diferenciada, na qual normalmente aparece uma hierarquia de valores diversa à da maioria da população e em que há um maior predomínio da flexibilização das leis e normas do que uma rigidez), a abordagem disciplinar não surtirá efeito. Deve ficar claro que nosso objetivo é conseguir orientar esses indivíduos a respeito da importância da continuidade do tratamento e evitar novas exposições, minimizando o risco de recontaminações. Para tanto, é necessário produzir um discurso sintônico com o perfil desses indivíduos. É evidente que não se trata de disciplinar, mas sim de tratar.

Corroborando o comentário acima, temos a observação de que praticamente um terço dos residentes deste estudo não consegue se posicionar quanto aos itens "A melhor conduta com os drogaditos é a disciplina" e "Os drogaditos são pessoas de índole fraca".

Procurando detectar se havia diferença nos níveis de estigmatização para homossexualidade e para drogadição por esses residentes, foi realizado um estudo comparativo dos escores médios para as atitudes estigmatizadoras para drogadição e para a homossexualidade. Para tanto, foram calculadas as médias para as escalas de atitudes estigmatizadoras para homossexualidade e para drogadição (dividindo-se o valor da escala pelo número de questões que fazem parte dela).

Foi encontrada diferença estatisticamente significante entre as escalas médias (P < 0,001), isto é, a pontuação média dada às atitudes estigmatizadoras para drogadição mostrou-se significantemente maior do que a de atitudes estigmatizadoras para homossexualidade (*vide* Tabela 6).

Comparação entre os escores médios de atitudes estigmatizadoras para homossexualidade e para drogadição

Atitude estigmatizadoras	Média ± D.P.	Mediana	Mínimo	Máximo
Para Homossexualidade	1,90 ± 0,33	1,82	1,36	2,73
Para Drogadição	2,34 ± 0,48	2,38	1,00	3,00
z = 5,54 P < 0,001 *				

Tabela 6

Shapiro *et al.* (1992) também relatam um nível maior de atitudes estigmatizadoras para a drogadição do que para a homossexualidade nos três países onde seu estudo foi realizado (EUA, França e Canadá).

No estudo de Shapiro *et al.* (1992), os níveis de rejeição dos residentes apresentaram-se diferentemente em cada um dos países. Os franceses demonstraram estar menos propensos a evitar atender homossexuais, pacientes com Aids e usuários de droga EV, ao passo que os americanos estavam mais propensos, e os canadenses em lugar intermediário aos dois primeiros. Tais diferenças remontam a quatro ou seis vezes, sugerindo maiores diferenças quanto às normas sociais de tolerância com aqueles com estilos de vida alternativo. Tais autores aconselham a replicação regional desses estudos, a fim de observar variações nos níveis de estigmatização.

À medida que encontramos níveis de estigmatização para drogadição maiores do que para homossexualidade nessa população de residentes, ao pensarmos em propostas de intervenção (educacional, de reflexão sobre a prática, entre outras), deveremos ter um enfoque diferenciado para o conhecimento e as atitudes dos profissionais referentes a esse comportamento. Familiarizar-se com o universo alternativo de costumes do usuário de drogas, as alterações psicopatológicas da dependência às drogas pode favorecer um posicionamento profissional menos estigmatizador.

Além disso, observa-se, na mídia e no meio acadêmico, maior ênfase para a associação do comportamento homossexual com o contágio da doença. Mesmo os trabalhos sobre estigmatização acabam dedicando mais comentários a respeito deste padrão de comportamento. Não se encontra, aliás, nenhum artigo específico sobre a relação médico-paciente com drogaditos infectados pelo HIV. Eis aqui, parece-nos, uma contribuição a este estudo. Os resultados deixam bem evidentes o quão importante seria um estudo voltado especificamente para as dificuldades dos médicos em lidar com essa clientela, a fim de posteriormente definir uma linha de intervenção para a educação médica.

O estudo de associação das Atitudes Estigmatizadoras para drogadição com as variáveis aqui pesquisadas revelou diferença estatisticamente significante ($P < 0,05$) (*vide* Tabela 11, p. 125) quanto à variável ano de residência, com os residentes do 2º ano apresentando escores menores do que os do 1º, indicando um nível menos acentuado.

Dificuldades do Campo Psicológico

Surpreendentemente, os resultados deste segmento da pesquisa destacaram-se do todo. Ao fazer a revisão de literatura sobre o tema "A relação médico-paciente na Aids", a maior parte dos estudos com análises quantitativas trazia pesquisas sobre atitudes. Em nosso questionário, elaboramos uma parte com questões investigando as dificuldades do campo psicológico dos médicos, com base em alguns estudos qualitativos sobre o tema. Justamente onde os resultados foram bastante expressivos.

Inicialmente, observamos que 83,7% do grupo de residentes concordam que os cuidados com Aids são muito complexos para a maioria dos médicos (questão nº 12), porém 91,9% concordam que um campo de complexidade diz respeito às questões psicológicas envolvidas (questão nº 13), já apontando para uma valorização deste aspecto na prática profissional desta especialidade.

Consoante com isto, temos o trabalho de Grassi *et al.* (1999), no qual estudam a presença de fatores psicossociais, estresse emocional e comportamento da doença em HIV+ assintomáticos. Encontraram que características individuais e psicossociais podem aumentar o risco de desordens emocionais nesses indivíduos e também de uma resposta inadequada à infecção que não corresponde ao estágio médico da doença. Foi observado o monitoramento excessivo da condição física, percepção dos sintomas somáticos de forma fóbica e hipocondríaca, não correspondendo ao estado atual de saúde. Nesse sentido, perceberam que a presença de depressão tende a estar relacionada com níveis elevados de queixas de sintomas físicos e uma tendência a interpretá-los como sinal de rápida progressão da doença. Os HIV+ assintomáticos comparados com doentes com câncer apresentaram níveis mais elevados de hipocondríase, percepção da doença psicológica e irritabilidade e níveis mais baixos de inibição afetiva. Também apresentaram grau mais baixo de negação da doença do que os doentes com câncer e maior convicção da doença do que doentes hospitalizados. Observaram também que os infectados pelo uso de drogas EV estavam mais predispostos a apresentar níveis elevados de disforia do que os que se contaminaram por meio de relação homossexual. Os autores evidenciam a importância de os médicos estarem sensíveis para as particularidades dos pacientes com infecção por HIV. A devida abordagem de aspectos psicossociais tem uma influência na evolução da doença nesses pacientes. Assim como também os comportamentos indevidos (hipocondríase, por exemplo) e sintomas de depressão comprometem claramente a qualidade de vida deles.

A complexidade psicológica envolvida na Aids não se deve apenas às particularidades dos pacientes, mas também às diversas reações e sentimentos que evocam no profissional.

As questões nºs 52 a 57, avaliando alguns sentimentos experimentados pelos residentes no cuidado desses doentes, obtêm os seguintes índices de concordância:

- frustração – 91,9%;
- ansiedade – 73,5%;
- sofrimento – 77,6%;
- impotência – 89,8%;
- desespero – 34,7%;
- culpa – 12,3%.

Tais números impactam e ratificam a impressão inicial, ou seja, o aspecto emocional dos profissionais da área deve ser cuidadosamente avaliado. Poucos são os estudos que investigam os sentimentos dos médicos em relação aos pacientes de um modo geral. Schaerer (1993), preocupado em saber se o médico se envolve pessoalmente na execução de seu trabalho, optou por pesquisar o sofrimento relacionado à morte dos pacientes e relata que este sentimento está atavicamente ligado ao lado pessoal. Encontrou que 86% dos médicos entrevistados concordavam que os médicos sofrem no seu trabalho. Número semelhante ao referido por nossos residentes.

No estudo de Bosio & Bianchi (1997) com 900 clínicos italianos, a maioria enfatizou o aspecto dramático, o sentimento de impotência e as dificuldades psicológicas no cuidar de pacientes com Aids.

Figueiredo & Turato (1995) também observaram a emergência de sentimentos de pena, angústia, culpa, raiva, entre outros, em seu estudo com 21 enfermeiros que trabalham especificamente com pacientes com Aids.

No estudo de Malbergier & Stempliuk (1997), dos 17 infectologistas pesquisados, oito relataram sentir frustração ao atender doentes com Aids, dez referiram sentir angústia e seis, irritação.

Os sentimentos de frustração, sofrimento, impotência, a sensação de ansiedade, marcadamente presentes na maioria do grupo, fazem-nos pensar na urgência de intervenções junto a esses profissionais, seja de cunho educacional, psicológico ou ambos.

A angústia também foi referida com destaque. Nas questões n°s 59 e 63, respectivamente, "Sente-se angustiado frente a um paciente jovem com diagnóstico terminal" e "O fato de muitos desses pacientes serem jovens, no auge de sua história vital influencia no modo como se sente na relação médico-paciente", observa-se uma elevada concordância, 77,5% para a primeira e 59,1% para a segunda. Provavelmente porque a característica etária favorece uma identificação por semelhança de idade. Malbergier & Stempliuk (1997) relatam que dez dos 17 médicos pesquisados por eles referem sentir angústia ao trabalhar com doentes com Aids.

Flaskerud (1992) afirma que cuidar de pacientes com Aids gera um impacto especial sobre os profissionais de saúde devido à proximidade da idade desses e de seus pacientes. A identificação e a sensação de vulnerabilidade pessoal é desencadeada pelo fato de cuidar de pessoas jovens, até então saudáveis.

Vale observar que a dificuldade dos médicos em lidar com a questão da terminalidade apresenta-se intensificada, na Aids, pela associação da mesma, em muitos casos, com a característica etária dos indivíduos acometidos, isto é, a juventude (fase da vida comumente não associada à morte). Portanto, para a afirmativa n° 58 "Sente-se angustiado frente a um paciente com diagnóstico terminal", tem-se um percentual de concordância de 65,3; enquanto na afirmativa n° 59 "Sente-se angustiado frente a um paciente jovem com diagnóstico terminal", o nível de concordância sobe para 77,5. A única diferença entre as duas questões é a especificação etária na segunda (paciente jovem).

As questões n°s 64 e 65 referem-se às dificuldades na condução da relação médico-paciente (manejo), respectivamente, "No acompanhamento de um paciente HIV+, já percebeu ter permitido uma idealização exagerada de sua imagem de médico, correndo o risco de ficar excessivamente detentor da responsabilidade sobre o tratamento" e "Já lhe aconteceu de perceber ter dispensado mais tempo do que o habitual para com um de seus pacientes HIV+". Observamos que 87,8% concordaram com a primeira e 28,5% com a segunda, nesta também 14,3% revelaram ficar em dúvida a respeito da afirmativa. Essas questões abordam dificuldades de âmbito psicológico dos residentes em se manterem na condução terapêutica de seus pacientes, de um modo geral.

Para Sullivan (1992), a Aids apresenta um caráter revolucionário e questionador no âmbito da relação médico-paciente. A fim de tentar controlar a doença, tais pacientes reivindicam o saber, propondo uma relação de base igualitária, sem hierarquia. Conseqüentemente, esta nova modalidade de relação tornou-se um desafio para os médicos.

Pialoux (1991) também relata perceber um sentido renovador da Aids no campo da relação médico-paciente e da Faculdade de Medicina, pela inclusão da sexualidade nestes espaços, respectivamente, clínico e acadêmico. A Aids obriga o médico a voltar a escutar, pois ele precisa encontrar um discurso em que possa desenvolver intervenções preventivas de modo efetivo.

Wickramasuryia (1995) afirma que o médico atual necessita estar familiarizado com a complexidade da sexualidade humana e, mais, ser tolerante e compreensivo com as preferências dos indivíduos.

Dozor & Meece (1990) avaliaram que, na transferência dos pacientes com Aids, o médico será demandado em diversos papéis "metafóricos" (metáforas clínicas), quais sejam: pai, cúmplice, lutador, técnico e professor. Ressalta, portanto, a importância de uma flexibilidade do médico em poder ocupar tais papéis na relação médico-paciente.

Estas colocações a respeito da complexidade do manejo da relação médico-paciente na Aids deixam claro a existência de um nível diferenciado de exigência para esses profissionais.

O aparato de recursos para lidar com os aspectos humanísticos e psicológicos está mais acessível à formação do psiquiatra. Deste modo, não se trata de idealizarmos tal formação para os infectologistas, mas claramente proporcionar uma certa instrumentalização de recursos desta ordem, tornando-os mais efetivos e causando-lhes menos sofrimento e desconforto.

Foram comparadas as respostas dadas às questões referentes à sobrecarga psicológica imposta pelo cuidado de pacientes com Aids (questão nº 66), dos homossexuais com Aids (questão nº 67) e dos drogaditos com Aids (questão nº 68) e foi encontrada diferença estatisticamente significante entre elas (P = 0,002). As respostas dadas à Questão nº 67 mostraram-se significantemente diferentes das demais questões. Portanto, cuidar de homossexuais com Aids envolve uma sobrecarga psicológica menor do que cuidar de um paciente com Aids em geral e de um drogadito com Aids.

Comparação entre as respostas dadas pelos residentes às questões nºs 66, 67 e 68

Questão	Média ± D.P.	Mediana	Mínimo	Máximo
66	4,29 ± 0,65	4	2	5
67	3,82 ± 1,03	4	1	5
68	4,14 ± 0,87	4	1	5

$c^2_r = 12,03$ P = 0,002 * (66 = 68) ^{1} 67

Tabela 7

Durante a execução da pesquisa de campo, por vezes escutamos os residentes referirem que cuidar de homossexuais era mais fácil, porque eram indivíduos que aderiam bem ao tratamento. Por outro lado, os drogaditos "davam muito trabalho, sempre comportando-se de modo indisciplinado".

Este resultado sobrepõe-se ao da comparação entre os escores médios das atitudes estigmatizadoras, em que as mesmas referentes à drogadição apresentaram níveis maiores, comprovados pelo teste estatístico.

Poucos esforços têm sido feitos para procurar determinar o grau de adaptação psicológica de uma equipe que trabalha com Aids. Em última instância, tal dado reverteria para os pacientes receberem o melhor cuidado (Treiber *et al.*, 1987; Figueiredo & Turato, 1995).

Torna-se premente a necessidade de fornecer recursos aos residentes para abordarem a população de usuários de drogas, de tal modo a não acarretar esta sobrecarga psicológica e, certamente, repercutindo em melhor efetividade no tratamento destes pacientes.

Foi encontrada diferença estatisticamente significante entre os grupos que atendem até dez pacientes e mais do que dez em relação à escala de Dificuldades Psicológicas (P = 0,049) (*vide* Tabela 15, p. 131). O grupo com menor número de atendimentos apresentou em média valores mais baixos do escore do que o grupo com maior número de atendimentos, portanto, justamente os que se dispõem a um contato mais freqüente deparam-se com um grau maior de dificuldades.

Figueiredo & Fiorini (1996) observam que os profissionais que atendem mais, que se expõem mais, apresentam um menor nível de rejeição aos pacientes. Na seção de Atitudes Negativas, comentamos esta correlação, também encontrada em nosso estudo. Então, o grupo que atende um maior número de pacientes pode, ao mesmo tempo, revelar um nível maior de dificuldades psicológicas e menor de atitudes negativas.

Foi encontrada diferença estatisticamente significante entre os grupos etários em relação à escala de dificuldades psicológicas (P = 0,042) (*vide* Tabela 9, p. 122). O grupo mais velho (27 a 30 anos) apresentou em média valores mais altos do escore do que o grupo mais jovem (23 a 26 anos).

A princípio, os subgrupos etários não parecem muito diferentes. Porém, o resultado referente às dificuldades psicológicas faz pensar que a estivéssemos subestimando. A maturidade pode alterar o contato, com maior profundidade e sensibilidade, levando a uma maior percepção das dificuldades.

Também o subgrupo que fez psicoterapia apresentou uma tendência à diferença estatística (P < 0,10) com relação às dificuldades psicológicas (*vide* Tabela 12, p. 126), apresentando escores maiores, indicando um possível nível maior dessas dificuldades. Normalmente associamos o indivíduo que se submete à psicoterapia com a imagem de alguém "mais trabalhado" ou mais "bem resolvido". Poder-se-ia pensar que, então, se diferenciasse por escores menores do que os outros residentes. Por outro lado, podemos vê-lo como mais sensível à complexidade psicossocial envolvida na relação médico-paciente. Ou, ao contrário, talvez possuísse previamente dificuldades psicológicas e por isto procurara psicoterapia.

O cruzamento das dificuldades psicológicas com dois subgrupos de acidentes com seringas, quais sejam, num paciente sabidamente HIV+ (*vide* Tabela 17, p. 134) e num paciente possivelmente HIV+ (*vide* Tabela 18, p. 136); revelou a tendência à diferença estatística ($P < 0,10$) e com os dois subgrupos apresentando escores maiores, indicando possivelmente um nível maior das dificuldades psicológicas. A exposição a um acidente com seringa potencializa no médico o contato com as diversas questões implicadas, sendo esperada a geração de conflitos.

Os resultados dos estudos estatísticos da associação das variáveis com as dificuldades psicológicas podem fazer pensá-las não como um achado negativo e sim positivo. As dificuldades não seriam o resultado de "um grupo problemático", mas, ao contrário, um grupo mais envolvido no trabalho com seus pacientes, que estabelece um contato mais presente e conseqüentemente se depara com um nível diferenciado de complexidade na sua prática clínica. Esta interpretação, obviamente deve instigar a realização de outras pesquisas para sua comprovação.

Nesse sentido, encontramos eco na conceituação de Figueiredo & Fiorini (1996) sobre "embaraço" – trata-se de constrangimentos decorrentes das dificuldades para estabelecer o vínculo profissional/paciente e a interação subsidiária ao tratamento. É determinado pela experiência, subproduto da interação direta com o paciente, um fenômeno que se origina na prática. O fato de o profissional passar pela vivência cotidiana da interação com o paciente torna-o mais realista para perceber o "embaraço" que esta relação ocasiona. Então, o profissional da saúde é sujeito do "embaraço".

Figueiredo & Turato (1995) em seu trabalho, entrevistando 21 profissionais de enfermagem que trabalham diretamente com Aids, também encontraram um grande grau de envolvimento dos profissionais com tais pacientes.

Por outro lado, o envolvimento com os pacientes denota uma disponibilidade dos profissionais em entrar em contato com seus doentes, sendo pré-requisito fundamental para o desenvolvimento de uma boa relação médico-paciente. A instrumentalização destes profissionais com recursos do campo da Psicologia Médica poderá lhes dar condições de aproveitar esta abertura, revertendo-se num trabalho clínico mais eficaz e menos desgastante (Scanavino *et al.*, 2000).

Não obstante, o maior número de dificuldades psicológicas pode ser secundário à maior percepção das mesmas. Nesse caso, fica fácil entender porque os subgrupos mais velhos (maduros, mais sensíveis) e os que fazem psicoterapia (mais sensíveis à percepção de dificuldades nesse âmbito) apresentaram níveis maiores.

Ross (1973) adverte que 28% das mortes por suicídio entre os médicos ocorrem antes dos 40 anos, enquanto na população geral, nessa época, concentram-se apenas 9% dos suicídios, ocorrendo o suicídio entre os médicos na fase mais produtiva de sua vida profissional. Portanto, trata-se de um período delicado em suas vidas, um período mais sensível do ponto de vista psicológico.

Girard *et al.* (1991) demonstraram em um estudo conduzido por dois grupos de 20 residentes de Medicina Interna, durante três anos, que os níveis de ansiedade decrescem continuamente ao longo do tempo, sendo o início da Residência seu ponto mais alto.

Millan *et al.* (1991) referem ser comum o surgimento de desânimo, depressão e sensação de impotência nos alunos de Medicina. A ausência de um espaço para troca de idéias pode contribuir para aumentar o isolamento, trazendo a crença de que se está sozinho com aqueles problemas e dificuldades. Exatamente isto nos foi declarado por uma médica residente, ao entregar o seu questionário. Agradecia-nos profundamente a oportunidade, pois havíamos lhe "tirado um peso das costas". Disse que, ao ler as questões, percebia que estava enganada e não era a única a pensar e enfrentar aquelas situações. Dizia, porém, ter vergonha de perguntar a um colega ou preceptor e vinha sentindo-se muito angustiada.

Para Schreiber (1977), o tema dos médicos emocionalmente perturbados é doloroso. O médico-paciente nega sua condição de paciente. Esconde suas dificuldades emocionais dos colegas, da família e de si mesmo. Oculta seus problemas porque isto ameaça sua auto-estima, seus ganhos e seu direito à prática profissional. Além disso, acredita que os familiares e os amigos, freqüentemente são cúmplices desse silêncio, apostando no mito de que os médicos deveriam ser capazes de curar seus males.

Ferreira & Abreu (1988), por meio de suas experiências como interconsultores de psiquiatria num hospital geral, relatam que, em relação à equipe médica, pode-se verificar a necessidade de uma integração maior do conhecimento dos aspectos cognitivos da doença com os componentes afetivos (de atitude), a fim de que a equipe possa atuar mais integradamente e com maior satisfação. Isso pode ser alcançado com a aplicação de técnicas como as de grupos Balint (1988) ou de grupos de reflexão sobre a tarefa médica.

Em sua tese de doutoramento, Martins (1992), realizando um estudo sobre as dificuldades na tarefa assistencial e fontes de estresse na Residência Médica, encontra três grandes temas que se destacam nas questões abertas em relação às dificuldades que os residentes tiveram na prática assistencial: as comunicações dolorosas, o atendimento de pacientes terminais e o medo de contrair infecções. Tais achados nos chamaram a atenção, à medida que a pesquisa envolvia o trabalho de residentes em diversas especialidades, como clínica médica, cirurgia; porém, estes três temas estão presentes na prática assistencial diária dos residentes das Moléstias Infecciosas. Parece-nos evidente um indicativo da sobrecarga de tensão psicológica na qual se encontra imersa a prática assistencial desta especialidade.

As dificuldades levantadas neste segmento com respeito ao complexo manejo da relação médico-paciente; a presença marcante de sentimentos de impotência, frustração, ansiedade e sofrimento na prática; a sobrecarga psicológica sentida ao atendê-los, sobretudo a sobrecarga ao atender a população de usuários de drogas; erguem a necessidade de intervenções.

A Síndrome de "Burnout" e a Aids

Bennett *et al.* (1996) citam que os pacientes com Aids requerem intenso cuidado físico e emocional. A natureza terminal adiciona mais uma carga estressante ao trabalho a ser desenvolvido. Os profissionais também se vêem associados ao estigma da Aids. Muitos deles relatam o problema de se tornarem muito envolvidos ou presos aos seus pacientes. Podem freqüentemente ver semelhanças entre os pacientes e eles ou também identificarem-se com a situação dos mesmos e formar um vínculo muito estreito com os doentes. Conseqüentemente, quando a condição do paciente deteriora, a sensação de perda e impacto no profissional podem ser muito grandes.

Consoante está o estudo de Malbergier & Stempliuk (1997), no qual quase a totalidade dos 17 médicos infectologistas entrevistados respondeu que o atendimento dos pacientes com Aids é mais desgastante do que o de outros.

Nesse sentido, as questões nº 69, 70, 71 e 72 – respectivamente, "Já lhe aconteceu sentir-se como se não conseguisse desligar do seu trabalho, sendo invadido por pensamentos sobre seus pacientes com infecção por HIV em sua vida pessoal e familiar", "Já teve fases de ficar desinteressado, sentindo o trabalho com pacientes com Aids como sendo uma carga", "Nestas fases, chegou a sentir sintomas físicos (fraqueza, mal estar geral, cefaléia etc.) e psíquicos" – referem-se aos aspectos clínicos que compõem o diagnóstico da Síndrome de "Burnout" (Freundenberger, 1975). Dos 49 residentes, 10 (20,4%) apresentaram concordância simultânea nas quatro questões acima. Não se trata de fazermos diagnósticos. A prerrogativa para isto é, justamente, o estabelecimento de uma relação médico-paciente. Porém, este achado é um indicativo, um sinal de alerta de que possivelmente uma parcela deste grupo esteja apresentando um sofrimento psíquico.

Talvez possamos formular a idéia de um *continuum*, no qual as dificuldades psicológicas chegariam a um limite, a partir do qual, alguns passariam a apresentar adoecimento, o "burnout".

O "burnout" é justamente o resultado da incapacidade para lidar com as dificuldades psicológicas advindas do trabalho, passando a ter uma conotação patológica. Assim entendemos o achado de uma tendência a diferença estatística ($P < 0,10$) (*vide* Tabela 15, p. 131) com relação à Síndrome de "Burnout", com o subgrupo que atende 11 ou mais pacientes por semana apresentando maior freqüência de indivíduos concordantes com as quatro afirmativas referentes à Síndrome de "Burnout". Este subgrupo também apresentou mais dificuldades psicológicas ($P < 0,05$) (já referido) do que o subgrupo dos residentes que atendem até dez pacientes.

Do ponto de vista clínico, este achado é assustador, pois uma das características do "burnout" é o afastamento do profissional dos seus pacientes. Então, justamente esses médicos mais disponíveis passariam a diminuir sua clientela ou mesmo a abandoná-la. Além do que se trata de um subgrupo que também apresentou menor grau de atitudes negativas ($P < 0,05$) (já referido). Justamente este é um dos principais focos das pesquisas na Aids, a rejeição aos pacientes. Seria um retrocesso, uma vez que os profissionais "ideais", mais disponíveis, passariam a "largar" sua clínica, a renegar os pacientes.

Parece claro que existe um desgaste psicológico ao cuidar dos doentes com Aids e que os profissionais que atendem mais pacientes, estão mais expostos, podendo-lhes acarretar até um sofrimento psíquico.

Novas pesquisas com instrumentos mais específicos poderão evidenciar a presença do "burnout" nos residentes.

A necessidade de ações no sentido de elucidar estes achados e/ou intervenções a fim de corrigi-las ou minimizá-las fazem-se prementes.

Dos dez casos que preencheram os critérios para Síndrome de "Burnout", oito eram mulheres (80%).

Nesse sentido, Blackwell *et al.* (1984) mostraram que as mulheres têm mais estresse do que os homens quanto a: estar de plantão; lidar com emergências; lidar com pacientes que duvidam da competência profissional; irregularidade dos horários de trabalho.

Um aspecto relevante quanto às diferenças de gênero diz respeito a eventuais características que seriam peculiares ao universo mental feminino. Assim, por exemplo, sabe-se que 25% dos homens, ao ingressar na Residência, estimam que terão problemas e dificuldades durante o curso, mas somente 7% confirmam esta estimativa, enquanto 47% das mulheres antecipam e relatam ter tido problemas e dificuldades (Adler *et al.*, 1980).

Conclusões da Pesquisa

1. As atitudes negativas apresentaram-se de forma heterogênea: em alguns itens pesquisados, quase ausentes; em outros, bem evidentes. De um modo geral, parecendo tender a níveis baixos. O fato de a pesquisa ter sido realizada com os médicos residentes de Infectologia pode ter influenciado nesses resultados, se considerarmos que os mesmos escolhem trabalhar com Aids, previamente.
2. As atitudes paradoxais foram evidenciadas, em percentuais inferiores aos da literatura médica, mas não menos representativos.
3. As atitudes estigmatizadoras em relação à homossexualidade estiveram presentes. Salientaram-se os elevados índices de dúvida ou falta de opinião frente a algumas destas questões, sugerindo dificuldades frente ao tema da sexualidade como um todo e não apenas à homossexualidade.
4. As atitudes estigmatizadoras em relação à drogadição demonstraram, particularmente, insuficiências teórico-técnicas e humanísticas dos médicos. Insuficiências teórico-técnicas com relação aos conhecimentos das manifestações psicopatológicas do dependente químico e as humanísticas relativas à não-familiarização com o padrão de costumes alternativos do usuário de drogas. Os níveis de estigmatização para drogadição foram mais elevados do que para homossexualidade, indicando claramente a necessidade de educação médica sobre os diversos aspectos do manejo dos indivíduos usuários de drogas (as manifestações psicopatológicas, as características da personalidade desta população, sua forma de se relacionar com os outros e com o mundo, como se posicionam na relação com o médico), a fim de sanar as insuficiências levantadas.
5. Quanto às dificuldades psicológicas, revelaram-se resultados bastante expressivos, particularmente nos itens que avaliavam: a complexidade do manejo da relação médico-paciente com esta população; a presença marcante de sentimentos de impotência, frustração, ansiedade e sofrimento nos médicos ao cuidar dos pacientes com Aids; a sobrecarga psicológica sentida

ao atendê-los – sobretudo a sobrecarga ao atender a população dos usuários de drogas e dos pacientes com Aids em geral.

6. A variável "idade" apresentou resultado estatisticamente significante com relação às dificuldades psicológicas. Os informantes mais velhos (27 a 30 anos) apresentaram escores mais elevados do que os mais novos (23 a 26 anos), sugerindo que a maturidade possa acarretar um aumento da percepção das dificuldades envolvidas nesse trabalho.
7. A variável "ano de residência" apresentou resultado estatisticamente significante com relação às atitudes paradoxais e às atitudes estigmatizadoras para drogadição, e uma tendência à diferença estatística para as atitudes negativas. Nas três, o subgrupo do 2º ano revelou escores menores do que o do 1º ano, sugerindo que a experiência é fator positivo contra essas atitudes.
8. A variável "fez psicoterapia" apresentou uma tendência à diferença estatística para as dificuldades psicológicas. O subgrupo que fez psicoterapia revelou escores mais elevados do que o subgrupo que não fez. Este dado é sugestivo, indicando que o subgrupo que fez psicoterapia é mais sensível à percepção das dificuldades envolvidas na tarefa de cuidar de doentes com Aids e/ou que busca a psicoterapia devido à conscientização de suas fragilidades.
9. A variável "número de pacientes atendidos por semana" apresentou diferença estatisticamente significante para as atitudes negativas e para as dificuldades psicológicas. O subgrupo que atende 11 ou mais pacientes obteve escores menores para as atitudes negativas e maiores para as dificuldades psicológicas quando comparado ao subgrupo que atendeu até dez pacientes. Além disso, apresentou uma tendência à diferença estatística para a freqüência de indivíduos que concordaram com as quatro questões que investigam as manifestações clínicas da Síndrome de "Burnout", sendo que o subgrupo que atendeu mais, apresentou a maior freqüência de concordância. Portanto, a maior exposição aos pacientes com Aids reduz a negatividade dos mesmos, mas exacerba o nível de dificuldades psico-

lógicas com que o profissional se depara, podendo, talvez, resultar em sofrimento psíquico.

10. A variável "acidente com seringa utilizada em um paciente sabidamente HIV+" apresentou resultado estatisticamente significante com relação às atitudes negativas. O subgrupo que se acidentou apresentou escores menores quando comparado ao que não se acidentou. A mesma variável também apresentou uma tendência à diferença estatística quanto às dificuldades psicológicas. O subgrupo que se acidentou revelou escores mais elevados em comparação ao subgrupo que não se acidentou. Esses resultados sugerem que esse acidente possivelmente aumenta o contato dos profissionais com as dificuldades psicológicas envolvidas no atendimento dos pacientes com Aids e a percepção das mesmas, ao mesmo tempo que resulta na aceleração dos processos de mudança de atitudes, terminando por dirimir os índices de rejeição aos doentes; exceto quando se trata de indivíduos previamente menos negativos, e que tal condição é que tenha favorecido o acidente.

III

Considerações Finais

A forma como Shapiro *et al.* (1992) referem-se ao estudo por eles realizado faz com que os resultados sejam avaliados com parcimônia. O fato de serem residentes, e não médicos com mais tempo de experiência, certamente influi sobre os achados.

Por estarem num Serviço de Residência, podem ter um contato predominante com pacientes acometidos de forma mais grave ou numa pior fase do problema. Essa evidência da doença pode favorecer uma reação mais negativa; ao passo que médicos que predominantemente atendem apenas portadores do vírus HIV podem apresentar outras atitudes. Porém, revela-se interessante observarmos o comentário de uma das residentes desta pesquisa que atribui um sentido diferente a esta proposição:

> A grande maioria dos pacientes, com quem tive contato no R1 era de terminais (na enfermaria) (...). No R2, fica mais diferente, porque temos a chance de fazer o ambulatório, com pacientes que são como nós, com a mesma cara de saudáveis. E aí o impacto é bem maior. É terrível imaginar o futuro desses pacientes.

Tal relato coloca-nos diante de dois posicionamentos opostos sobre a situação do atendimento frente a pacientes graves e saudáveis. Além disso, segundo a informante, existe um misto de atendimento a portadores saudáveis e doentes mais graves durante o período de residência.

Segundo Bennett *et al.* (1996), é possível pensar que o "burnout" na Aids é o resultado do equilíbrio entre estressores e gratificações e que as últimas podem proteger contra os primeiros. Valorizar os aspectos positivos do trabalho com doentes com Aids e produzir um sentimento de importância no profissional, bem como a sensação de reconhecimento e gratificação reduzem o peso dos elementos estressantes e a ocorrência da Síndrome de "Burnout".

Tem-se estudado a importância da administração dos serviços na gênese do "burnout". Bennett *et al.* (1996) encontraram que a sensação de gratificação e reconhecimento deve vir, além dos pacientes, também do local de trabalho. Nash (1989) cita dois estudos com enfermeiros que trabalham em serviços de assistência paliativa para doentes terminais, nos quais o estresse de cuidar destes pacientes era inegável. Porém, a maior fonte de estresse que levava muitos ao "burnout" era o difícil relacionamento com os colegas de trabalho. Nos serviços, em que a autonomia do profissional é mais respeitada, nos quais se pode influir mais globalmente sobre o manejo do paciente, os incidentes são mais tolerados e os aspectos positivos do trabalho, mais enaltecidos; os níveis de estresse e "burnout" diminuem. Portanto, parece que o contexto do trabalho com Aids é uma variável importante para a equipe que lida com os pacientes. A administração hospitalar e das unidades têm uma função importante em influenciar a percepção da equipe sobre o seu trabalho.

Alguns autores relatam que o contexto organizacional do trabalho tem uma influência importante em relação ao "burnout". Características dos gerentes no sentido de apoiar, valorizar os profissionais, dar oportunidade para que funcionem de modo mais autonômico em relação aos pacientes, "fazendo o que acham que deve ser feito", parecem contribuir para o não desenvolvimento do "burnout" (Bennett *et al.*, 1996).

Por muito tempo, inúmeros estudos foram realizados a respeito das necessidade dos doentes com Aids. Não obstante, a alta rotatividade de profissionais nas unidades de tratamento de pessoas com Aids fez com que, recentemente, várias organizações passassem a se preocupar com as necessidades de quem trata desses doentes, observando que isto pode ser crucial para a permanência destes trabalhadores no exercício de suas funções. Observaram que estratégias que aumentem a sensação de reconhecimento destes profissionais, podem reduzir o estresse e o "burnout", melhorando a adesão deles a suas carreiras. Trata-se de cuidar de quem cuida.

Esta também é uma sugestão para próximos estudos, ou seja, avaliar a relação das características estruturais dos Serviços e a presença do "burnout".

Nesse sentido, Yedidia & Berry (1999) realizaram um estudo prospectivo com 394 médicos em três tempos; o 4º ano da Faculdade, o 3º da Residência e 3 anos após a Residência. Concluíram que aspectos do treino da Residência tiveram um impacto sustentado sobre o modo com que os médicos cuidam dos pacientes com Aids. Determinantes das práticas de tratamento incluíam aspectos do ambiente da Residência, como a ênfase em resolver problemas em vez de memorização, características da Faculdade como o compromisso com o ensinar, tolerância a variados pontos de vista, tendências sociais (homofobia e aversão a usuários de droga EV). Portanto, os determinantes da forma com que os médicos vão cuidar de seus pacientes sofrem muita influência da orientação e da estrutura do curso, mais do que a existência de um programa especificamente voltado para a Aids.

Além disso, o fato de ter havido uma correlação entre as atitudes dos residentes no 3º ano da residência com o momento em que já estão afastados da mesma havia três anos confere relevância a diversos outros estudos que registraram atitudes negativas dos residentes em relação aos doentes com Aids.

Sherman (1996) observou, em seu estudo com 220 enfermeiras, que a presença da espiritualidade e do apoio social reforçam o desejo de cuidar de pacientes com Aids e neutralizam sentimentos referentes à ansiedade de morte, esta podendo acarretar uma paralisação do profissional, impedindo a atuação livre e construtiva, quando não a fuga do profissional deste tipo de trabalho. Como resultantes deste encadeamento têm-se menores níveis de atitudes negativas dos profissionais. Como no trabalho de Bennett *et al.* (1996), a percepção de apoio social viria dos administradores e dos pacientes.

Este também é um ponto de interesse, não podemos deixar de considerar o "burnout" dentre as causas das atitudes negativas dos profissionais que trabalham com Aids. Portanto, nem sempre as mesmas são fruto de posições prévias, mas podem ser conseqüência da interação com os pacientes e do seu desgaste. Neste caso, se não forem feitas intervenções sobre esse ciclo, a resultante será o prejuízo no atendimento aos doentes.

Wachter (1986) enfatizava a necessidade de os administradores desses programas de residência levarem tais dificuldades em conta, a fim de que se prontifiquem os meios para amenizar tal carga, como métodos para lidar com o estresse, aconselhamento profissional, dentre outros.

Figueiredo & Turato (1995) pensam que a Psiquiatria pode ter uma função importante no sentido de aliviar o estresse psicológico dos profissionais envolvidos, aparecendo, portanto, uma possibilidade de abordagem que em última instância resultará num atendimento dos doentes melhor e menos negativo. Na prática, a criação de espaços (reuniões) onde a equipe possa discutir suas dificuldades pode ser útil. Aliar a abordagem psicológica à já tradicional abordagem educacional pode contribuir consideravelmente para a formação profissional e pessoal dos acadêmicos e residentes.

Nesse sentido, Sandoval *et al.* (1994), em seu trabalho com um grupo Balint composto de médicos que atendem pacientes com Aids, observaram que foi possível aos profissionais que tinham padrões de contato com os pacientes estereotipados e rígidos modificar-nos para outros mais autênticos e construtivos. Os autores acreditam que o ponto crucial é o trabalho em grupo sobre a questão de uma suposta "ferida narcísica". Os médicos buscariam em seus pacientes reparar as suas próprias feridas. No confronto com pacientes com Aids, essa intenção freqüentemente seria frustrada, devido ao próprio curso da patologia.

Estes autores comentaram o quão interessante foi perguntar por que escolheram Medicina. As respostas fantasiosas ocorreram em abundância, por exemplo, "fazer o bem à humanidade", "encontrar a cura do câncer", ou então relataram uma história familiar de um médico que conseguiu salvar um ente querido e agora queriam fazer o mesmo com outras pessoas, em retribuição. É esta auto-imagem do "salvador" que os autores postulam como uma busca de salvar a si mesmo, a sua "ferida narcísica".

Figueiredo & Fiorini (1996) relataram alguns estudos (Figueiredo & Morais,1994; por exemplo) que têm observado relações estáveis entre traços de personalidade do profissional e atitudes frente à Aids, abrindo perspectivas para a elaboração de programas de orientação e intervenção. Os profissionais mais conscientes de seu funcionamento psicológico poderão estar mais sensíveis às necessidades psicossociais dos pacientes.

Battegay *et al.* (1991) relataram um trabalho no qual todo médico da unidade de Aids passava durante um ano participando de um grupo quinzenal de discussão de casos, supervisionado por um psiquiatra de ligação.

Este trabalho passou a ser realizado após a percepção da grande carga estressante de trabalhar em unidades especializadas em Aids. Se, por um lado, ocorre uma soma de recursos para melhor atender esses clientes, por outro, somam-se para os profissionais as constantes demandas, inclusive de ordem psicossocial, a que se vêem submetidos.

Diversas questões problemáticas foram debatidas, tais como o prognóstico severo em indivíduos jovens, isolamento e estigmatização de pacientes, medo do contágio. Reflexões sobre a relação médico-paciente melhoraram as formas de comunicação e aumentaram a empatia para com os pacientes com Aids.

O motivo de finalizarmos este trabalho tratando de possibilidades de intervenções na educação médica é consoante com a nossa expectativa de que esta pesquisa possa contribuir para uma melhora na qualidade da relação médico-paciente na Aids, possibilitando maior acolhimento, adesão e resolutividade aos doentes, e menos desgaste psicológico e sofrimento aos médicos.

Enfatizamos, ainda, que novos estudos devem ser realizados, com o intuito de melhor elucidar aspectos por nós apontados, resultando na soma de esforços contra a epidemia.

IV

ANEXOS

ANEXO A – QUESTIONÁRIO

Questionário para estudo de aspectos da Relação Médico-Paciente com Aids que interessam à Psicologia Médica [adaptado de Shapiro *et al.*,(1987), Wickramasuryia (1995), Searle (1987), Blumenfield *et al.*,(1987), Wormser & Joline (1989), Kelly *et al.* (1987) e com questões de aspectos levantados nos trabalhos de Cassorla (1990), Costa & Filho (1991), Wachter (1986), Battegay *et al.* (1991)].

Idade: ____a *Sexo*: ( ) M ( ) F

Você está no ( ) 1º ( ) 2º ano de residência.

Possui outro curso superior? ( ) Não ( ) Sim Qual? __________

Possui outra especialidade? ( ) Não ( ) Sim Qual? __________

Já fez psicoterapia? ( ) Não ( ) Sim Quanto tempo? ___

Possui formação psicoterápica? ( ) Não ( ) Sim Qual? __________

Possui um familiar ou amigo(a) HIV+? ( ) Não ( ) Sim

Possui um familiar ou amigo(a) com doença terminal? ( ) Não ( ) Sim

1. Quantos pacientes com infecção por HIV atende por semana no ambulatório? _____ E na enfermaria? _____ Total: _______

2. Onde obteve a maior parte das informações sobre Aids?

( ) *mídia* ( ) *graduação*
( ) *residência* ( ) *revistas científicas*
( ) *cursos extracurriculares* ( ) *experiência profissional*

3. Você já sofreu acidente com uma seringa utilizada em um paciente?

( ) *Sim* ( ) *Não*

4. Você já sofreu acidente com uma seringa utilizada em um paciente sabidamente HIV+?

( ) *Sim* ( ) *Não*

5. Com paciente possivelmente HIV+?

( ) *Sim* ( ) *Não*

6. Já lhe aconteceu ter encaminhado um paciente a um especialista ou cirurgião e este ter se negado a atendê-lo?

( ) *Sim* ( ) *Não*

7. Se um paciente com Aids preparasse biscoitos e os oferecesse, você

( ) *não aceitaria.* ( ) *aceitaria com hesitação.*
( ) *aceitaria sem hesitação, mas não os comeria.* ( ) *aceitaria sem hesitação e os comeria.*

As questões a seguir terão cinco opções de resposta conforme a escala de Likert de 5 pontos para que possa expressar com maior precisão suas opiniões. Marcando *1* dirá que *discorda fortemente* da afirmativa, se *2* significará que apenas *discorda*, se *3* que *está em dúvida ou não tem opinião a respeito*, se *4* que *concorda* e se *5* que *concorda fortemente.*

	1	2	3	4	5
8. Observo relutância nos médicos de outras especialidades em atender os pacientes com Aids.					
9. Observo relutância nos médicos-cirurgiões em atender os pacientes com Aids.					

10. Sinto-me clinicamente competente para atender em um ambulatório de Aids. ☐ ☐ ☐ ☐ ☐

11. Os cuidados com Aids são muito complexos para a maioria dos médicos. ☐ ☐ ☐ ☐ ☐

12. Um campo de complexidade diz respeito às questões psicológicas envolvidas no cuidado de tais pacientes. ☐ ☐ ☐ ☐ ☐

Não é ético recusar assistência a um doente devido à:

13. Raça. ☐ ☐ ☐ ☐ ☐

14. Religião. ☐ ☐ ☐ ☐ ☐

15. Orientação sexual (homo, hetero ou bissexualidade). ☐ ☐ ☐ ☐ ☐

16. Possibilidade de ter Aids. ☐ ☐ ☐ ☐ ☐

É lícito solicitar teste para Aids:

17. Em todos os pacientes internados num complexo hospitalar. ☐ ☐ ☐ ☐ ☐

18. Ao se suspeitar que um paciente esteja envolvido em sexo inseguro. ☐ ☐ ☐ ☐ ☐

19. Em todos os pacientes ambulatoriais. ☐ ☐ ☐ ☐ ☐

20. No caso dos cirurgiões, em todos os pacientes a quem forem operar. ☐ ☐ ☐ ☐ ☐

21. Em todos os pacientes pertencentes aos grupos de risco. ☐ ☐ ☐ ☐ ☐

22. Nos pacientes cujos sintomas HIV necessitam de confirmação. ☐ ☐ ☐ ☐ ☐

23. Apenas com consentimento informado.

Em relação ao contato com um paciente com Aids, sente-se confortável:

24. Tendo uma conversa.

25. Apertando a mão.

26. Fazendo um completo exame físico.

27. Morando junto.

28. Se tiver escolha, evitará atender pacientes com Aids.

29. Ativamente procurará oportunidades de trabalhar com pacientes com Aids.

30. Pensa em mudar de especialidade pela possibilidade de ser solicitado a trabalhar com pacientes com Aids.

31. Os homossexuais são gente "sem-vergonha".

32. Se tiver escolha, evitará tratar de homossexuais masculinos com Aids.

33. Se tiver escolha, evitará tratar de usuários de droga EV com Aids.

34. A única forma normal de relação sexual é entre um homem e uma mulher.

35. Sente-se mais negativo em relação à homossexualidade desde que surgiu a Aids.

36. Acha que os homossexuais que contraem a doença recebem o que merecem.

37. Acha que os usuários de droga EV que contraem a doença recebem o que merecem.

38. Os usuários de drogas EV são doentes e não podem ser responsabilizados por se contaminarem.

39. Os homossexuais que se contaminam são responsáveis por terem adoecido.

40. Os usuários de droga EV que se contaminam são responsáveis por terem adoecido.

41. Estaria confortável trabalhando com um colega que admite ser homossexual.

42. Os drogaditos são pessoas inconseqüentes que negam as responsabilidades e procuram apenas as diversões.

43. Acha que profissionais da saúde homossexuais não têm direito de trabalhar em sua profissão.

44. É melhor que profissionais da saúde homossexuais não trabalhem em sua profissão.

45. Acha que tem alto risco de contrair Aids pela carreira que escolheu.

46. Pensa que trabalhando com pacientes com Aids pode transmiti-la para sua família.

47. Preocupa-se que futuramente venha a saber que a Aids é transmissível por vias até então tidas como seguras.

48. Os auxiliares de enfermagem têm alta probabilidade de se contaminar ao cuidar de pacientes com Aids.

49. Tenho alto risco de me contaminar ao me acidentar com uma agulha utilizada em um paciente com Aids.

50. Uma enfermeira que esteja grávida não deve cuidar de pacientes com Aids...

51. A melhor conduta com os drogaditos é a disciplina.

Durante o acompanhamento de um paciente com Aids, você já sentiu:

52. Frustração.

53. Ansiedade.

54. Sofrimento.

55. Sensação de impotência.

56. Desespero.

57. Culpa.

58. Sente-se angustiado frente a um paciente com um diagnóstico terminal.

59. Sente-se angustiado frente a um paciente jovem com um diagnóstico terminal.

60. Sentiu-se envolvido ao tratar de um paciente com Aids, perdendo até a clareza para intervir.

61. Experimentou se sentir contaminado pelo pavor da morte de um paciente com Aids perturbando-se em seu proceder clínico.

62. Com um drogadito HIV+, já se sentiu compelido a satisfazê-lo com algo além do possível, influenciado pelo imediatismo de tais pacientes.

63. O fato de muitos serem jovens, no auge de sua história vital, influencia no modo como se sente na relação médico-paciente.

64. No acompanhamento de um paciente HIV+, já percebeu ter permitido uma idealização exagerada de sua imagem de médico, correndo o risco de ficar excessivamente detentor da responsabilidade sobre o tratamento.

65. Já lhe aconteceu de se perceber dispensando mais tempo do que o habitual para um de seus pacientes HIV+.

Nas questões nº 66, 67 e 68, dê também uma nota para o nível de sobrecarga enfrentado.

1 2 3 4 5

66. O cuidado de pacientes com Aids impõe uma sobrecarga psicológica. Nota: ( ) de 0 a 10

67. O cuidado de pacientes homossexuais com Aids impõe uma sobrecarga psicológica. Nota: ( ) de 0 a 10

68. O cuidado de pacientes usuários de droga EV com Aids impõe uma sobrecarga psicológica. Nota: ( ) de 0 a 10

69. Já lhe aconteceu de se sentir como se não conseguisse desligar do seu trabalho, sendo invadido por pensamentos sobre seus pacientes com infecção por HIV em sua vida pessoal e familiar.

70. Já teve fases de ficar desinteressado, sentindo o trabalho com pacientes com Aids como sendo uma carga.

71. Nestas fases, chegou a sentir sintomas físicos (fraqueza, mal-estar geral, cefaléia etc.).

72. E psíquicos (depressão, ansiedade etc.).

73. Considera a sua experiência clínica com Aids positiva do ponto de vista da formação profissional.

74. É normal ter desejos por pessoas do mesmo sexo.

75. Os drogaditos são pessoas de índole fraca.

76. A melhor conduta com os drogaditos é o tratamento.

77. Sente-se pouco à vontade para perguntar sobre a atividade sexual de seus pacientes.

78. Sente-se pouco à vontade para investigar em detalhes o uso de drogas por seus pacientes.

Comentário livre.

Anexo B – Termo de Consentimento

Termo de Consentimento

Eu, _______________ , concordo que o questionário elaborado pelo Dr. Marco de Tubino Scanavino, para a pesquisa "A relação médico-paciente com Aids: uma contribuição à psicologia médica" e respondido por mim (de forma anônima) seja utilizado com a finalidade de contribuir para o melhor atendimento médico.

São Paulo, ____ de ___________ de _____ .

Assinatura: ______________________________

Anexo C – Análise Estatística

Questionário para estudo de aspectos da Relação Médico-Paciente com Aids que interessam à Psicologia Médica .

Relatório de Análise Estatística

A distribuição das respostas dadas às questões n°s 8 a 78 encontra-se representada na tabela abaixo.

Análise descritiva das respostas dadas pelos residentes às questões n°s 8 a 78

	Discorda fortemente		Discorda		Está em dúvida		Concorda		Concorda fortemente	
Questão	n	%	n	%	n	%	n	%	n	%
Q8	3	6,1	7	14,3	4	8,2	31	63,3	4	8,2
Q9	0	0,0	15	30,6	3	6,1	20	40,8	11	22,4
Q10	0	0,0	7	14,3	5	10,2	28	57,1	9	18,4
Q11	1	2,0	5	10,2	2	4,1	22	44,9	19	38,8
Q12	1	2,0	2	4,1	1	2,0	21	42,9	24	49,0
Q13	0	0,0	0	0,0	0	0,0	3	6,1	46	93,9
Q14	0	0,0	1	2,0	1	2,0	5	10,2	42	85,7
Q15	0	0,0	0	0,0	0	0,0	4	8,2	45	91,8
Q16	0	0,0	0	0,0	0	0,0	4	8,2	45	91,8
Q17	28	57,1	17	34,7	3	6,1	0	0,0	1	2,0
Q18	13	26,5	10	20,4	2	4,1	15	30,6	9	18,4
Q19	29	59,2	17	34,7	2	4,1	1	2,0	0	0,0
Q20	13	26,5	20	40,8	7	14,3	3	6,1	6	12,2
Q21	11	22,4	7	14,3	5	10,2	14	28,6	12	24,5

Tabela 8

Análise descritiva das respostas dadas pelos residentes às questões nºs 8 a 78

	Discorda fortemente		Discorda		Está em dúvida		Concorda		Concorda fortemente	
Questão	n	%	n	%	n	%	n	%	n	%
Q22	4	8,2	5	10,2	1	2,0	15	30,6	24	49,0
Q23	1	2,0	4	8,2	4	8,2	9	18,4	31	63,3
Q24	0	0,0	0	0,0	0	0,0	11	22,4	38	77,6
Q25	0	0,0	1	2,0	0	0,0	9	18,4	39	79,6
Q26	0	0,0	0	0,0	0	0,0	13	26,5	36	73,5
Q27	3	6,1	2	4,1	19	38,8	10	20,4	15	30,6
Q28	46	93,9	3	6,1	0	0,0	0	0,0	0	0,0
Q29	1	2,0	2	4,1	5	10,2	15	30,6	26	53,1
Q30	44	89,8	4	8,2	0	0,0	1	2,0	0	0,0
Q31	38	77,6	8	16,3	3	6,1	0	0,0	0	0,0
Q32	42	85,7	7	14,3	0	0,0	0	0,0	0	0,0
Q33	37	75,5	11	22,4	0	0,0	0	0,0	1	2,0
Q34	20	40,8	11	22,4	6	12,2	8	16,3	4	8,2
Q35	25	51,0	13	26,5	6	12,2	5	10,2	0	0,0
Q36	36	73,5	11	22,4	1	2,0	1	2,0	0	0,0
Q37	34	69,4	10	20,4	4	8,2	1	2,0	0	0,0
Q38	11	22,4	22	44,9	4	8,2	8	16,3	4	8,2
Q39	6	12,2	15	30,6	8	16,3	16	32,7	4	8,2
Q40	4	8,2	14	28,6	6	12,2	18	36,7	7	14,3
Q41	1	2,0	2	4,1	3	6,1	15	30,6	28	57,1
Q42	13	26,5	23	46,9	10	20,4	3	6,1	0	0,0
Q43	38	77,6	10	20,4	1	2,0	0	0,0	0	0,0

Tabela 8. *Continuação.*

Análise descritiva das respostas dadas pelos residentes às questões nºs 8 a 78

	Discorda fortemente		Discorda		Está em dúvida		Concorda		Concorda fortemente	
Questão	n	%	n	%	n	%	n	%	n	%
Q44	39	79,6	9	18,4	1	2,0	0	0,0	0	0,0
Q45	15	30,6	23	46,9	5	10,2	4	8,2	2	4,1
Q46	40	81,6	6	12,2	0	0,0	3	6,1	0	0,0
Q47	15	30,6	14	28,6	11	22,4	8	16,3	1	2,0
Q48	7	14,3	28	57,1	3	6,1	8	16,3	3	6,1
Q49	11	22,4	23	46,9	3	6,1	9	18,4	3	6,1
Q50	17	34,7	19	38,8	7	14,3	5	10,2	1	2,0
Q51	5	10,2	13	26,5	17	34,7	8	16,3	6	12,2
Q52	1	2,0	2	4,1	1	2,0	21	42,9	24	49,0
Q53	1	2,0	8	16,3	4	8,2	22	44,9	14	28,6
Q54	5	10,2	4	8,2	2	4,1	19	38,8	19	38,8
Q55	1	2,0	3	6,1	1	2,0	21	42,9	23	46,9
Q56	10	20,4	18	36,7	4	8,2	9	18,4	8	16,3
Q57	23	46,9	20	40,8	0	0,0	2	4,1	4	8,2
Q58	3	6,1	8	16,3	6	12,2	25	51,0	7	14,3
Q59	2	4,1	5	10,2	4	8,2	23	46,9	15	30,6
Q60	17	34,7	22	44,9	4	8,2	5	10,2	1	2,0
Q61	17	34,7	21	42,9	4	8,2	6	12,2	1	2,0
Q62	14	28,6	23	46,9	4	8,2	7	14,3	1	2,0
Q63	3	6,1	15	30,6	2	4,1	23	46,9	6	12,2
Q64	3	6,1	25	51,0	7	14,3	13	26,5	1	2,0

Tabela 8. *Continuação.*

Análise descritiva das respostas dadas pelos residentes às questões nºs 8 a 78

	Discorda fortemente		Discorda		Está em dúvida		Concorda		Concorda fortemente	
Questão	n	%	n	%	n	%	n	%	n	%
Q65	1	2,0	3	6,1	2	4,1	29	59,2	14	28,6
Q66	0	0,0	1	2,0	2	4,1	28	57,1	18	36,7
Q67	2	4,1	5	10,2	4	8,2	27	55,1	11	22,4
Q68	1	2,0	2	4,1	3	6,1	26	53,1	17	34,7
Q69	6	12,2	13	26,5	1	2,0	19	38,8	10	20,4
Q70	8	16,3	23	46,9	3	6,1	12	24,5	3	6,1
Q71	14	28,6	20	40,8	2	4,1	10	20,4	3	6,1
Q72	11	22,4	14	28,6	3	6,1	18	36,7	3	6,1
Q73	0	0,0	1	2,0	1	2,0	15	30,6	32	65,3
Q74	11	22,4	13	26,5	16	32,7	7	14,3	2	4,1
Q75	11	22,4	14	28,6	14	28,6	10	20,4	0	0,0
Q76	1	2,0	2	4,1	4	8,2	19	38,8	23	46,9
Q77	19	38,8	21	42,9	0	0,0	9	18,4	0	0,0
Q78	23	46,9	20	40,8	1	2,0	5	10,2	0	0,0

Tabela 8. *Continuação.*

Estudo Estatístico da Associação Entre as Atitudes e Dificuldades Psicológicas e a Freqüência de Concordância Simultânea nos Itens Referentes à Síndrome de "Burnout" com Algumas Variáveis Independentes

Foram definidos escores a partir da soma direta de questões relacionadas que tivessem em comum a representatividade de determinadas atitudes.

Na escala de atitudes negativas, a média do escore foi de 19,33 ± 3,63, com mediana de 19 pontos, variando entre 14 e 34. Por definição, essa medida poderia variar de um mínimo de 12 (nota 1 nas 12 questões) até um máximo de 60 pontos (nota 5 nas 12 questões).

Para a escala de atitudes paradoxais, a média do escore foi de 22,18 ± 5,67, com mediana de 22 pontos, variando entre 14 e 40, num intervalo que poderia variar de um mínimo de 12 (nota 1 nas 12 questões) até um máximo de 60 pontos (nota 5 nas 12 questões) por definição.

Na escala de atitudes estigmatizadoras para homossexualidade, a média do escore foi de 20,90 ± 3,66, com mediana de 20 pontos, variando entre 15 e 30, num intervalo que poderia variar de um mínimo de 11 até um máximo de 55 pontos. Na escala de atitudes estigmatizadoras para drogadição, a média do escore foi de 18,73 ± 3,84, com mediana de 19 pontos variando entre 8 e 24 pontos, lembrando que, por definição, os limites mínimo e máximo possíveis para a escala seriam 8 e 40.

Em relação à escala de dificuldades psicológicas, a média para a amostra total foi de 79,84 ± 12,35, com mediana de 81 pontos, variando entre 44 e 108 pontos. Nessa escala, os limites mínimo e máximo possíveis de variação seriam 25 e 125.

Das 78 questões respondidas, quatro representam comportamentos da Síndrome de "Burnout". A escala para a síndrome mostrou média de 10,96 ± 4,19, com mediana de 11, variando entre quatro e 20 pontos, num intervalo que poderia variar de um mínimo de quatro até um máximo de 20 pontos.

Portanto, foi analisada a associação entre os escores em relação às variáveis idade, sexo, ano de residência, fazer psicoterapia, possuir familiar ou amigo HIV+, possuir familiar ou amigo com doença terminal, número de pacientes com infecção por HIV atendidos por semana no ambulatório, acidente com seringa utilizada em um paciente, acidente com seringa utilizada em um paciente sabidamente HIV+ e acidente com seringa utilizada em um paciente possivelmente HIV+. Análise semelhante foi feita para verificar a associação entre a freqüência de concordância simultânea entre os itens referentes à Síndrome de "Burnout" e aos parâmetros de interesse citados acima.

Esses resultados encontram-se representados em tabelas e descritos abaixo, segundo os parâmetros.

Idade

Não foi encontrada diferença estatisticamente significante entre os grupos com idade entre 23 a 26 anos e entre 27 a 30 anos em relação às escalas de atitudes negativas (P = 0,153), atitudes paradoxais (P = 0,661), atitudes estigmatizadoras para homossexualidade (P = 0,587) e atitudes estigmatizadoras para drogadição (P = 0,352).

Foi encontrada diferença estatisticamente significante entre os grupos etários em relação à escala de dificuldades psicológicas (P = 0,042). O grupo mais velho (27 a 20 anos) apresentou em média valores mais altos do escore do que o grupo mais jovem (23 a 26 anos).

Não foi encontrada diferença estatisticamente significante entre os grupos etários em relação à freqüência de concordância simultânea entre os itens referentes à Síndrome de "Burnout" (P = 0,414) (*vide* Tabela 9).

Sexo

Não foi encontrada diferença estatisticamente significante entre os grupos de sexo masculino e feminino em relação às escalas de atitudes negativas (P = 0,712), atitudes paradoxais (P = 0,967), dificuldades psicológicas (P = 0,328), atitudes estigmatizadoras para homossexualidade (P = 0,690) e atitudes estigmatizadoras para drogadição (P = 0,444).

Não foi encontrada diferença estatisticamente significante entre os grupos de sexo em relação à freqüência de concordância simultânea entre os itens referentes à Síndrome de "Burnout" (P = 0,167) (*vide* Tabela 10).

Comparação entre os escores das atitudes e dificuldades e a freqüência de concordância simultânea nos itens referentes ao "burnout", segundo a idade dos residentes

	Idade				
	23 a 26 anos (n = 31)		27 a 30 anos (n = 13)		
Escore	Média ± D.P. Mediana		Média ± D.P. Mediana		Comparação
Atitudes Negativas	19,52 ± 3,79 19		17,08 ± 2,06 18		P = 0,153
Atitudes Paradoxais	22,36 ± 5,63 22		21,77 ± 6,03 19		P = 0,661
Dificuldades Psicológicas	77,19 ± 12,66 79		85,77 ± 12,14 86		P = 0,042 *
Atitudes Estigmatizadoras para Homossexualidade	20,77 ± 3,91 20		21,08 ± 2,93 20		P = 0,587
Atitudes Estigmatizadoras para Drogadição	19,13 ± 3,78 19		18,31 ± 3,28 19		P = 0,352
Concordância para Síndrome de "Burnout"	n	%	n	%	
	5	16,1	4	30,8	P = 0,414

Tabela 9

Comparação entre os escores das atitudes e dificuldades e a freqüência de concordância simultânea nos itens referentes ao "burnout", segundo o sexo dos residentes

	Sexo				
	Feminino (n = 29)		Masculino (n = 20)		
Escore	Média ± D.P. Mediana		Média ± D.P. Mediana		Comparação
Atitudes Negativas	19,35 ± 3,33 20		19,30 ± 4,12 18,5		P = 0,712
Atitudes Paradoxais	22,03 ± 5,00 22		22,40 ± 6,66 21		P = 0,967
Dificuldades Psicológicas	81,93 ± 9,57 82		76,80 ± 15,30 79		P = 0,328
Atitudes Estigmatizadoras para Homossexualidade	20,79 ± 3,88 20		21,05 ± 3,41 20,5		P = 0,690
Atitudes Estigmatizadoras para Drogadição	18,55 ± 3,46 19		19,00 ± 4,41 20		P = 0,444
Concordância para Síndrome de "Burnout"	n	%	n	%	
	8	27,6	2	10,0	P = 0,167

Tabela 10

Ano de residência

Não foi encontrada diferença estatisticamente significante entre os grupos de R1 e R2 em relação às escalas de atitudes negativas (P = 0,070), dificuldades psicológicas (P = 0,658) e atitudes estigmatizadoras para homossexualidade (P = 0,203). Na comparação em relação às atitudes negativas, o resultado do teste mostrou-se marginalmente significante, indicando tendência a uma possível diferença entre os grupos estudados.

Foi encontrada diferença estatisticamente significante entre os grupos de R1 e R2 em relação às escalas de atitudes paradoxais (P = 0,023) e atitudes estigmatizadoras para drogadição (P = 0,031). O grupo de R1 apresentou em média valores mais altos dos escores do que o grupo de R2.

Não foi encontrada diferença estatisticamente significante entre os grupos de R1 e R2 em relação à freqüência de concordância simultânea entre os itens referentes à Síndrome de "Burnout" (P = 0,311) (*vide* Tabela 11).

Fez psicoterapia

Não foi encontrada diferença estatisticamente significante entre os grupos que fizeram ou não psicoterapia em relação às escalas de atitudes negativas (P = 0,435), atitudes paradoxais (P = 0,485), dificuldades psicológicas (P = 0,082), atitudes estigmatizadoras para homossexualidade (P = 0,617) e atitudes estigmatizadoras para drogadição (P = 0,920). Na comparação em relação às dificuldades psicológicas, o resultado do teste mostrou-se marginalmente significante, indicando tendência a uma possível diferença entre os grupos estudados.

Não foi encontrada diferença estatisticamente significante entre os grupos que fazem ou não psicoterapia em relação à freqüência de concordância simultânea entre os itens referentes à Síndrome de "Burnout" (P = 0,244) (*vide* Tabela 12).

Comparação entre os escores das atitudes e dificuldades e a freqüência de concordância simultânea nos itens referentes ao "burnout", segundo o ano de residência

	Ano de residência		
	1º (n = 27)	2º (n = 22)	
Escore	Média ± D.P. Mediana	Média ± D.P. Mediana	Comparação
Atitudes Negativas	20,22 ± 3,83 20	18,23 ± 3,12 18	P = 0,070
Atitudes Paradoxais	23,74 ± 5,72 24	20,27 ± 5,11 18,5	P = 0,023*
Dificuldades Psicológicas	78,78 ± 12,44 80	81,14 ± 12,41 82,5	P = 0,658
Atitudes Estigmatizadoras para Homossexualidade	21,48 ± 3,49 20	20,18 ± 3,81 19,5	P = 0,203
Atitudes Estigmatizadoras para Drogadição	19,74 ± 3,51 20	17,50 ± 3,94 17,5	P = 0,031*
Concordância para Síndrome de "Burnout"	n %	n %	
	4 14,8	6 27,3	P = 0,311

Tabela 11

Comparação entre os escores das atitudes e dificuldades e a freqüência de concordância simultânea nos itens referentes ao "burnout", segundo ter feito psicoterapia

	Fez psicoterapia				
	Não (n = 35)		Sim (n = 14)		
Escore	Média ± D.P. Mediana		Média ± D.P. Mediana		Comparação
Atitudes Negativas	18,89 ± 3,13 19		20,43 ± 4,60 18,5		P = 0,435
Atitudes Paradoxais	21,74 ± 5,41 20		23,29 ± 6,35 23		P = 0,485
Dificuldades Psicológicas	77,83 ± 12,07 78		84,86 ± 11,99 84,5		P = 0,082
Atitudes Estigmatizadoras para Homossexualidade	21,03 ± 3,71 21		20,57 ± 3,65 20		P = 0,617
Atitudes Estigmatizadoras para Drogadição	18,63 ± 4,02 19		19,00 ± 3,49 19		P = 0,920
Concordância para Síndrome de "Burnout"	n	%	n	%	
	9	25,7	1	7,1	P = 0,244

Tabela 12

Possui familiar ou amigo HIV+

Não foi encontrada diferença estatisticamente significante entre os grupos que possuem ou não um familiar ou amigo HIV+ em relação às escalas de atitudes negativas (P = 0,970), atitudes paradoxais (P = 0,133), dificuldades psicológicas (P = 0,949), atitudes estigmatizadoras para homossexualidade (P = 0,638) e atitudes estigmatizadoras para drogadição (P = 0,484).

Não foi encontrada diferença estatisticamente significante entre os grupos que possuem ou não um familiar ou amigo HIV+ em relação à freqüência de concordância simultânea entre os itens referentes à Síndrome de "Burnout" (P = 0,663) (*vide* Tabela 13).

Possui familiar ou amigo com doença terminal

Não foi encontrada diferença estatisticamente significante entre os grupos que possuem ou não um familiar ou amigo com doença terminal em relação às escalas de atitudes negativas (P = 0,970), atitudes paradoxais (P = 0,970), dificuldades psicológicas (P = 0,751), atitudes estigmatizadoras para homossexualidade (P = 0,675) e atitudes estigmatizadoras para drogadição (P = 0,366).

Não foi encontrada diferença estatisticamente significante entre os grupos que possuem ou não um familiar ou amigo com doença terminal em relação à freqüência de concordância simultânea entre os itens referentes à Síndrome de "Burnout" (P = 0,663) (*vide* Tabela 14).

Comparação entre os escores das atitudes e dificuldades e a freqüência de concordância simultânea nos itens referentes ao "burnout", segundo possuir familiar ou amigo HIV+

	Possui familiar ou amigo HIV+				
	Não (n = 40)		Sim (n = 9)		
Escore	Média ± D.P. Mediana		Média ± D.P. Mediana		Comparação
Atitudes Negativas	19,45 ± 3,91 19		18,78 ± 2,05 19		P = 0,970
Atitudes Paradoxais	22,80 ± 5,81 22,5		19,44 ± 4,25 19		P = 0,133
Dificuldades Psicológicas	80,35 ± 11,70 80,5		77,56 ± 15,50 84		P = 0,949
Atitudes Estigmatizadoras para Homossexualidade	20,73 ± 3,51 20		21,67 ± 4,42 20		P = 0,638
Atitudes Estigmatizadoras para Drogadição	18,52 ± 3,95 19		19,67 ± 3,35 19		P = 0,484
Concordância para Síndrome de "Burnout"	n	%	n	%	
	9	22,5	1	11,1	P = 0,663

Tabela 13

Comparação entre os escores das atitudes e dificuldades e a freqüência de concordância simultânea nos itens referentes ao "burnout", segundo possuir familiar ou amigo com doença terminal

	Possui familiar ou amigo com doença terminal				
	Não (n = 40)		Sim (n = 9)		
Escore	Média ± D.P. Mediana		Média ± D.P. Mediana		Comparação
Atitudes Negativas	19,48 ± 3,82 18,5		18,67 ± 2,74 20		P = 0,970
Atitudes Paradoxais	22,30 ± 6,02 21,5		21,67 ± 4,00 22		P = 0,970
Dificuldades Psicológicas	80,43 ± 12,14 82		77,22 ± 13,67 78		P = 0,751
Atitudes Estigmatizadoras para Homossexualidade	20,87 ± 3,83 20		21,00 ± 2,96 21		P = 0,675
Atitudes Estigmatizadoras para Drogadição	18,60 ± 3,72 19		19,33 ± 4,53 21		P = 0,366
Concordância para Síndrome de "Burnout"	n	%	n	%	
	9	22,5	1	11,1	P = 0,663

Tabela 14

Número de pacientes com infecção por HIV atendidos por semana no ambulatório

Não foi encontrada diferença estatisticamente significante entre os grupos que atendem até dez pacientes e que atendem 11 ou mais em relação às escalas de atitudes paradoxais (P = 0,573), atitudes estigmatizadoras para homossexualidade (P = 0,904) e atitudes estigmatizadoras para drogadição (P = 0,716).

Foi encontrada diferença estatisticamente significante entre os grupos que atendem até dez pacientes ou mais do que dez em relação à escala de atitudes negativas (P = 0,048). O grupo com menor número de atendimentos (até dez pacientes) apresentou em média valores mais altos do escore do que o grupo com maior número de pacientes (11 ou mais pacientes).

Foi encontrada diferença estatisticamente significante entre os grupos que atendem até dez pacientes ou mais do que dez em relação à escala de dificuldades psicológicas (P = 0,049). O grupo com menor número de atendimentos apresentou em média valores mais baixos do escore do que o grupo com maior número de atendimentos.

Não foi encontrada diferença estatisticamente significante entre os grupos que atendem até dez ou mais do que dez pacientes em relação à freqüência de concordância simultânea entre os itens referentes à Síndrome de "Burnout" (P = 0,090). Nessa comparação, o resultado do teste mostrou-se marginalmente significante, indicando tendência a uma possível diferença entre os dois grupos (*vide* Tabela 15).

Comparação entre os escores das atitudes e dificuldades e a freqüência de concordância simultânea nos itens referentes ao "burnout", segundo o número de pacientes com Aids atendidos por semana no ambulatório

Escore	Número de pacientes com infecção por HIV atendidos por semana no ambulatório				Comparação
	Não (n = 27)		Sim (n = 22)		
	Média ± D.P. Mediana		Média ± D.P. Mediana		
Atitudes Negativas	19,82 ± 2,86 20		18,73 ± 4,40 18		P = 0,048*
Atitudes Paradoxais	22,30 ± 4,94 22		22,05 ± 6,58 21		P = 0,573
Dificuldades Psicológicas	77,15 ± 13,81 78		83,14 ± 9,58 85,5		P = 0,049*
Atitudes Estigmatizadoras para Homossexualidade	20,93 ± 3,42 20		20,86 ± 4,02 20		P = 0,904
Atitudes Estigmatizadoras para Drogadição	18,81 ± 4,02 20		18,64 ± 3,70 19		P = 0,716
Concordância para Síndrome de "Burnout"	n	%	n	%	
	3	11,1	7	31,8	P = 0,090

Tabela 15

Acidente com seringa utilizada em um paciente

Não foi encontrada diferença estatisticamente significante entre os grupos que tiveram ou não acidente com seringa utilizada em um paciente em relação às escalas de atitudes negativas (P = 0,635), atitudes paradoxais (P = 1,000), dificuldades psicológicas (P = 0,113), atitudes estigmatizadoras para homossexualidade (P = 0,725) e atitudes estigmatizadoras para drogadição (P = 0,409).

Não foi encontrada diferença estatisticamente significante entre os grupos que tiveram ou não acidente com seringa utilizada em um paciente em relação à freqüência de concordância simultânea entre os itens referentes à Síndrome de “Burnout” (P = 0,483) (*vide* Tabela 16).

Acidente com seringa utilizada em um paciente sabidamente HIV+

Não foi encontrada diferença estatisticamente significante entre os grupos que tiveram ou não acidente com seringa utilizada em um paciente sabidamente HIV+ em relação às escalas de atitudes paradoxais (P = 0,615), dificuldades psicológicas (P = 0,069), atitudes estigmatizadoras para homossexualidade (P = 0,968) e atitudes estigmatizadoras para drogadição (P = 0,471). Na comparação em relação às dificuldades psicológicas, o resultado do teste mostrou-se marginalmente significante, indicando tendência a uma possível diferença entre os grupos estudados.

Foi encontrada diferença estatisticamente significante entre os grupos que tiveram ou não acidente com seringa utilizada em um paciente sabidamente HIV+ em relação à escala de atitudes negativas (P = 0,028). O grupo que não teve acidente com seringa apresentou em média valores mais altos do escore do que o grupo que teve acidente com seringa.

Não foi encontrada diferença estatisticamente significante entre os grupos que tiveram ou não acidente com seringa utilizada em um paciente sabidamente HIV+ em relação à freqüência de concordância simultânea entre os itens referentes à Síndrome de “Burnout” (P = 0,336) (*vide* Tabela 17).

Comparação entre os escores das atitudes e dificuldades e a freqüência de concordância simultânea nos itens referentes ao "burnout", segundo ter se acidentado com seringa utilizada em um paciente

	Acidente com seringa utilizada em um paciente				
	Não (n = 26)		Sim (n = 23)		
Escore	Média ± D.P. Mediana		Média ± D.P. Mediana		Comparação
Atitudes Negativas	19,65 ± 4,23 19,5		18,96 ± 2,85 19		P = 0,635
Atitudes Paradoxais	22,27 ± 5,84 21,5		22,09 ± 5,62 22		P = 1,000
Dificuldades Psicológicas	77,08 ± 13,17 78,5		82,96 ± 10,80 83		P = 0,113
Atitudes Estigmatizadoras para Homossexualidade	20,77 ± 3,92 20,5		21,04 ± 3,42 20		P = 0,725
Atitudes Estigmatizadoras para Drogadição	18,23 ± 4,18 20		19,30 ± 3,42 19		P = 0,409
Concordância para Síndrome de "Burnout"	n	%	n	%	
	4	15,4	6	26,1	P = 0,483

Tabela 16

Comparação entre os escores das atitudes e dificuldades e a freqüência de concordância simultânea nos itens referentes ao "burnout", segundo ter se acidentado com seringa utilizada em um paciente sabidamente HIV+

	Acidente com seringa utilizada em um paciente sabidamente HIV+				
	Não (n = 40)		Sim (n = 8)		
Escore	Média ± D.P. Mediana		Média ± D.P. Mediana		Comparação
Atitudes Negativas	19,55 ± 3,56 20		17,13 ± 1,81 17,5		P = 0,028*
Atitudes Paradoxais	22,23 ± 5,73 22		21,38 ± 5,81 18,5		P = 0,615
Dificuldades Psicológicas	78,23 ± 12,25 79		87,38 ± 11,31 88		P = 0,069
Atitudes Estigmatizadoras para Homossexualidade	20,85 ± 3,72 20		20,63 ± 3,46 20		P = 0,968
Atitudes Estigmatizadoras para Drogadição	18,73 ± 4,18 19,5		18,50 ± 1,77 18		P = 0,471
Concordância para Síndrome de "Burnout"	n	%	n	%	
	3	11,1	7	31,8	P = 0,090

Tabela 17

Acidente com seringa utilizada em um paciente possivelmente HIV+

Não foi encontrada diferença estatisticamente significante entre os grupos que tiveram ou não acidente com seringa utilizada em um paciente possivelmente HIV+ em relação às escalas de atitudes negativas (P = 0,507), atitudes paradoxais (P = 0,812), dificuldades psicológicas (P = 0,108), atitudes estigmatizadoras para homossexualidade (P = 0,970) e atitudes estigmatizadoras para drogadição (P = 0,910).

Não foi encontrada diferença estatisticamente significante entre os grupos que tiveram ou não acidente com seringa utilizada em um paciente possivelmente HIV+ em relação à freqüência de concordância simultânea entre os itens referentes à Síndrome de "Burnout" (P = 0,075). Nessa comparação, o resultado do teste mostrou-se marginalmente significante, indicando tendência a uma possível diferença entre os dois grupos (*vide* Tabela 18).

Estudo Estatístico da Associação Entre as Respostas a Alguns Itens e a Algumas Variáveis Independentes

Foi comparada a presença de respostas concordantes relativas às questões Q10, Q18, Q20, Q21, Q27, Q45, Q47, Q48, Q49 e Q50, em relação às variáveis idade, sexo, ano de residência, fazer psicoterapia, possuir familiar ou amigo HIV+, possuir familiar ou amigo com doença terminal e número de pacientes com infecção por HIV atendidos por semana no ambulatório.

Os resultados encontram-se descritos abaixo e depois representados em tabelas.

Idade

Não foi encontrada diferença estatisticamente significante entre os grupos etários em relação à proporção de respostas concordantes dadas às questões Q10 (P = 0,573), Q18 (P = 0,526), Q20 (P = 0,393), Q21 (P = 0,581), Q27 (P = 1,000), Q45 (P = 0,307), Q47 (P = 0,410), Q48 (P = 0,238), Q49 (P = 1,000) e Q50 (P = 1,000).

Comparação entre os escores das atitudes e dificuldades e a freqüência de concordância simultânea nos itens referentes ao "burnout", segundo ter se acidentado com seringa utilizada em um paciente possivelmente HIV+

	Acidente com seringa utilizada em um paciente possivelmente HIV+				
	Não (n = 38)		Sim (n = 10)		
Escore	Média ± D.P. Mediana		Média ± D.P. Mediana		Comparação
Atitudes Negativas	19,37 ± 4,04 19		19,40 ± 1,65 20		P = 0,507
Atitudes Paradoxais	22,29 ± 6,10 21,5		22,20 ± 4,10 22,5		P = 0,812
Dificuldades Psicológicas	78,16 ± 12,39 79		85,00 ± 11,14 86		P = 0,108
Atitudes Estigmatizadoras para Homossexualidade	20,95 ± 3,86 20		20,80 ± 3,19 20		P = 0,970
Atitudes Estigmatizadoras para Drogadição	18,66 ± 4,01 19		19,00 ± 3,53 20		P = 0,910
Concordância para Síndrome de "Burnout"	n	%	n	%	
	5	13,2	4	40,0	P = 0,075

Tabela 18

Sexo

Não foi encontrada diferença estatisticamente significante entre os grupos de sexo em relação à proporção de respostas concordantes dadas às questões Q10 (P = 0,689), Q18 (P = 0,900), Q20 (P = 0,711), Q21 (P = 0,395), Q27 (P = 1,000), Q45 (P = 1,000), Q47 (P = 0,703), Q48 (P = 0,484), Q49 (P = 0,314) e Q50 (P = 1,000).

Ano de residência

Não foi encontrada diferença estatisticamente significante entre os grupos de R1 e R2 em relação à proporção de respostas concordantes dadas às questões Q18 (P = 0,312), Q20 (P = 1,000), Q21 (P = 0,387), Q27 (P = 0,743), Q45 (P = 1,000), Q47 (P = 0,454), Q48 (P = 0,383), Q49 (P = 0,619) e Q50 (P = 1,000).

Foi encontrada diferença estatisticamente significante entre os grupos de R1 e R2 em relação à proporção de respostas concordantes dadas à questão Q10 (P = 0,009). No grupo de R1, 69,6% dos residentes concordam com a afirmação e no grupo de R2 essa proporção foi de 100,0%, significantemente maior do que do grupo de R1.

Fez psicoterapia

Não foi encontrada diferença estatisticamente significante entre os grupos que fizeram ou não psicoterapia em relação à proporção de respostas concordantes dadas às questões Q10 (P = 0,369), Q18 (P = 0,813), Q20 (P = 0,695), Q21 (P = 1,000), Q27 (P = 1,000), Q45 (P = 0,647), Q47 (P = 0,205), Q48 (P = 1,000), Q49 (P = 0,276) e Q50 (P = 0,329).

Possui familiar ou amigo HIV+

Não foi encontrada diferença estatisticamente significante entre os grupos que possuem ou não um familiar ou amigo HIV+ em relação à proporção de respostas concordantes dadas às questões Q10 (P = 0,575), Q18 (P = 1,000), Q20 (P = 1,000),

Q21 (P = 0,439), Q27 (P = 1,000), Q45 (P = 0,319), Q47 (P = 0,411), Q48 (P = 0,421), Q49 (P = 1,000) e Q50 (P = 0,576).

Possui familiar ou amigo com doença terminal

Não foi encontrada diferença estatisticamente significante entre os grupos que possuem ou não um familiar ou amigo com doença terminal em relação à proporção de respostas concordantes dadas às questões Q10 (P = 1,000), Q20 (P = 1,000), Q27 (P = 1,000), Q45 (P = 1,000), Q47 (P = 1,000), Q48 (P = 1,000), Q49 (P = 0,412) e Q50 (P = 1,000).

Foi encontrada diferença estatisticamente significante entre os grupos que possuem ou não um familiar ou amigo com doença terminal em relação à proporção de respostas concordantes dadas às questões Q18 (P = 0,010) e Q21 (P = 0,048). No grupo que não possui um familiar ou amigo com doença terminal, 60,5% dos residentes concordam com a afirmação da Q18 e no outro grupo essa proporção foi de 11,1%, significantemente menor do que do grupo com presença. Em relação à Q21, no grupo que não possui um familiar ou amigo com doença terminal, 66,7% dos residentes concordam com a afirmação e no outro grupo essa proporção foi de 25,0%, significantemente menor do que do grupo com presença.

Número de pacientes com infecção por HIV atendidos por semana no ambulatório

Não foi encontrada diferença estatisticamente significante entre os grupos que atendem até dez e mais do que dez pacientes em relação à proporção de respostas concordantes dadas às questões Q10 (P = 0,428), Q18 (P = 0,059), Q20 (P = 1,000), Q21 (P = 0,387), Q27 (P = 0,642), Q45 (P = 0,403), Q47 (P = 0,709), Q48 (P = 0,497), Q49 (P = 0,319) e Q50 (P = 0,087). Nas comparações referentes às questões Q18 e Q50, os resultados dos testes mostraram-se marginalmente significantes, indicando tendência a possíveis diferenças entre os dois grupos.

Comparação entre as proporções de respostas concordantes segundo a idade dos residentes

	Idade				
	23 a 26 anos		27 a 30 anos		
Questão	n_1/n_2	%	n_1/n_2	%	Comparação
Sente-se clinicamente competente para atender em um ambulatório de Aids (Q10)	25/27	92,6	10/12	83,3	P = 0,573
É lícito solicitar teste para Aids ao se suspeitar que um paciente esteja envolvido em sexo inseguro (Q18)	17/30	56,7	6/13	46,2	P = 0,526
É lícito solicitar teste para Aids no caso dos cirurgiões, em todos os pacientes a quem forem operar (Q20)	7/26	26,9	1/12	8,3	P = 0,393
É lícito solicitar teste para Aids em todos os pacientes pertencentes aos grupos de risco (Q21)	17/27	63,0	7/13	53,8	P = 0,581
Em relação ao contato com um paciente com Aids, sente-se confortável morando junto (Q27)	16/20	80,0	7/8	87,5	P = 1,000

Tabela 19

Comparação entre as proporções de respostas concordantes segundo a idade dos residentes

	Idade				
	23 a 26 anos		27 a 30 anos		
Questão	n_1/n_2	%	n_1/n_2	%	Comparação
Acha que tem alto risco de contrair Aids pela carreira que escolheu (Q45)	2/27	7,4	3/13	23,1	P = 0,307
Preocupa-se que futuramente venha a saber que a Aids é transmissível por vias até então tidas como seguras (Q47)	4/22	18,2	4/12	33,3	P = 0,410
Os auxiliares de enfermagem têm alta probabilidade de se contaminar ao cuidar de pacientes com Aids (Q48)	5/29	17,2	5/13	38,5	P = 0,238
Tenho alto risco de me contaminar ao me acidentar com uma agulha utilizada em um paciente com Aids (Q49)	9/30	30,0	3/11	27,3	P = 1,000
Uma enfermeira que esteja grávida não deve cuidar de pacientes com Aids... (Q50)	4/26	15,4	2/13	15,4	P = 1,000

n_1 = número de respostas "concorda"; n_2 = número de respostas "concorda" ou "discorda" (diferentes de "está em dúvida ou não tem opinião a respeito")

Tabela 19. *Continua.*

Comparação entre as proporções de respostas concordantes segundo o sexo dos residentes

	Sexo				
	Feminino		Masculino		
Questão	n_1/n_2	%	n_1/n_2	%	Comparação
Sente-se clinicamente competente para atender em um ambulatório de Aids (Q10)	22/27	81,5	15/17	88,2	P = 0,689
É lícito solicitar teste para Aids ao se suspeitar que um paciente esteja envolvido em sexo inseguro (Q18)	14/27	51,9	10/20	50,0	P = 0,900
É lícito solicitar teste para Aids no caso dos cirurgiões, em todos os pacientes a quem forem operar (Q20)	5/26	19,2	4/16	25,0	P = 0,711
É lícito solicitar teste para Aids em todos os pacientes pertencentes aos grupos de risco (Q21)	14/26	53,8	12/18	66,7	P = 0,395
Em relação ao contato com um paciente com Aids, sente-se confortável morando junto (Q27)	15/18	83,3	10/12	83,3	P = 1,000
Acha que tem alto risco de contrair Aids pela carreira que escolheu (Q45)	4/26	15,4	2/18	11,1	P = 1,000

Tabela 20

Comparação entre as proporções de respostas concordantes segundo o sexo dos residentes

	Sexo				
	Feminino		Masculino		
Questão	n_1/n_2	%	n_1/n_2	%	Comparação
Preocupa-se que futuramente venha a saber que a Aids é transmissível por vias até então tidas como seguras (Q47)	4/21	19,0	5/17	29,4	P = 0,703
Os auxiliares de enfermagem têm alta probabilidade de se contaminar ao cuidar de pacientes com Aids (Q48)	5/27	18,5	6/19	31,6	P = 0,484
Tenho alto risco de me contaminar ao me acidentar com uma agulha utilizada em um paciente com Aids (Q49)	6/29	20,7	6/17	35,3	P = 0,314
Uma enfermeira que esteja grávida não deve cuidar de pacientes com Aids... (Q50)	4/25	25,0	2/17	11,8	P = 1,000

n_1 = número de respostas "concorda"; n_2 = número de respostas "concorda" ou "discorda" (diferentes de "está em dúvida ou não tem opinião a respeito")

Tabela 20. *Continua.*

Comparação entre as proporções de respostas concordantes segundo o ano de residência

	Ano de residência				
	1º		2º		
Questão	n_1/n_2	%	n_1/n_2	%	Comparação
Sente-se clinicamente competente para atender em um ambulatório de Aids (Q10)	16/23	69,6	21/21	100,0	P = 0,009 *
É lícito solicitar teste para Aids ao se suspeitar que um paciente esteja envolvido em sexo inseguro (Q18)	15/26	57,7	9/21	42,9	P = 0,312
É lícito solicitar teste para Aids no caso dos cirurgiões, em todos os pacientes a quem forem operar (Q20)	5/21	23,8	4/21	19,0	P = 1,000
É lícito solicitar teste para Aids em todos os pacientes pertencentes aos grupos de risco (Q21)	15/23	65,2	11/21	52,4	P = 0,387
Em relação ao contato com um paciente com Aids, sente-se confortável morando junto (Q27)	13/16	81,3	12/14	85,7	P = 0,743
Acha que tem alto risco de contrair Aids pela carreira que escolheu (Q45)	3/23	13,0	3/21	14,3	P = 1,000

Tabela 21

Comparação entre as proporções de respostas concordantes segundo o ano de residência

	Ano de residência				
	1º		2º		
Questão	n_1/n_2	%	n_1/n_2	%	Comparação
Preocupa-se que futuramente venha a saber que a Aids é transmissível por vias até então tidas como seguras (Q47)	6/20	30,0	3/18	16,7	P = 0,454
Os auxiliares de enfermagem têm alta probabilidade de se contaminar ao cuidar de pacientes com Aids (Q48)	7/24	29,2	4/22	18,2	P = 0,383
Tenho alto risco de me contaminar ao me acidentar com uma agulha utilizada em um paciente com Aids (Q49)	7/24	29,2	5/22	22,7	P = 0,619
Uma enfermeira que esteja grávida não deve cuidar de pacientes com Aids... (Q50)	3/22	13,6	3/20	15,0	P = 1,000

n_1 = número de respostas "concorda"; n_2 = número de respostas "concorda" ou "discorda" (diferentes de "está em dúvida ou não tem opinião a respeito")

Tabela 21. *Continua.*

Comparação entre as proporções de respostas concordantes segundo ter feito psicoterapia

	Fez psicoterapia				
	Não		Sim		
Questão	n_1/n_2	%	n_1/n_2	%	Comparação
Sente-se clinicamente competente para atender em um ambulatório de Aids (Q10)	28/32	87,5	9/12	75,0	P = 0,369
É lícito solicitar teste para Aids ao se suspeitar que um paciente esteja envolvido em sexo inseguro (Q18)	17/34	50,0	7/13	53,8	P = 0,813
É lícito solicitar teste para Aids no caso dos cirurgiões, em todos os pacientes a quem forem operar (Q20)	7/29	24,1	2/13	15,4	P = 0,695
É lícito solicitar teste para Aids em todos os pacientes pertencentes aos grupos de risco (Q21)	19/32	59,4	7/12	58,3	P = 1,000
Em relação ao contato com um paciente com Aids, sente-se confortável morando junto (Q27)	17/20	85,0	8/10	80,0	P = 1,000
Acha que tem alto risco de contrair Aids pela carreira que escolheu (Q45)	5/30	16,7	1/14	7,1	P = 0,647

Tabela 22

Comparação entre as proporções de respostas concordantes segundo ter feito psicoterapia

	Fez psicoterapia				
	Não		Sim		
Questão	n_1/n_2	%	n_1/n_2	%	Comparação
Preocupa-se que futuramente venha a saber que a Aids é transmissível por vias até então tidas como seguras (Q47)	5/28	17,9	4/10	40,0	P = 0,205
Os auxiliares de enfermagem têm alta probabilidade de se contaminar ao cuidar de pacientes com Aids (Q48)	8/33	24,2	3/13	23,1	P = 1,000
Tenho alto risco de me contaminar ao me acidentar com uma agulha utilizada em um paciente com Aids (Q49)	7/33	21,2	5/13	38,5	P = 0,276
Uma enfermeira que esteja grávida não deve cuidar de pacientes com Aids... (Q50)	3/30	10,0	3/12	25,0	P = 0,329

n_1 = número de respostas "concorda"; n_2 = número de respostas "concorda" ou "discorda" (diferentes de "está em dúvida ou não tem opinião a respeito")

Tabela 22. *Continua.*

Comparação entre as proporções de respostas concordantes segundo possuir familiar ou amigo HIV+

	Possui familiar ou amigo HIV+				
	Não		Sim		
Questão	n_1/n_2	%	n_1/n_2	%	Comparação
Sente-se clinicamente competente para atender em um ambulatório de Aids (Q10)	30/37	81,1	7/7	100,0	P = 0,575
É lícito solicitar teste para Aids ao se suspeitar que um paciente esteja envolvido em sexo inseguro (Q18)	19/38	50,0	5/9	55,6	P = 1,000
É lícito solicitar teste para Aids no caso dos cirurgiões, em todos os pacientes a quem forem operar (Q20)	7/33	21,2	2/9	22,2	P = 1,000
É lícito solicitar teste para Aids em todos os pacientes pertencentes aos grupos de risco (Q21)	20/36	55,6	6/8	75,0	P = 0,439
Em relação ao contato com um paciente com Aids, sente-se confortável morando junto (Q27)	18/22	81,8	7/8	87,5	P = 1,000
Acha que tem alto risco de contrair Aids pela carreira que escolheu (Q45)	6/35	17,1	0/9	0,0	P = 0,319

Tabela 23

Comparação entre as proporções de respostas concordantes segundo possuir familiar ou amigo HIV+

	Possui familiar ou amigo HIV+				
	Não		Sim		
Questão	n_1/n_2	%	n_1/n_2	%	Comparação
Preocupa-se que futuramente venha a saber que a Aids é transmissível por vias até então tidas como seguras (Q47)	8/29	27,6	1/9	11,1	P = 0,411
Os auxiliares de enfermagem têm alta probabilidade de se contaminar ao cuidar de pacientes com Aids (Q48)	10/37	27,0	1/9	11,1	P = 0,421
Tenho alto risco de me contaminar ao me acidentar com uma agulha utilizada em um paciente com Aids (Q49)	10/38	26,3	2/8	25,0	P = 1,000
Uma enfermeira que esteja grávida não deve cuidar de pacientes com Aids... (Q50)	6/34	17,6	0/8	0,0	P = 0,576

n_1 = número de respostas “concorda”; n_2 = número de respostas “concorda” ou “discorda” (diferentes de “está em dúvida ou não tem opinião a respeito”)

Tabela 23. *Continua.*

Comparação entre as proporções de respostas concordantes segundo possuir familiar ou amigo com doença terminal

	Possui familiar ou amigo com doença terminal				
	Não		Sim		
Questão	n_1/n_2	%	n_1/n_2	%	Comparação
Sente-se clinicamente competente para atender em um ambulatório de Aids (Q10)	29/35	82,9	8/9	88,9	P = 1,000
É lícito solicitar teste para Aids ao se suspeitar que um paciente esteja envolvido em sexo inseguro (Q18)	23/38	60,5	1/9	11,1	P = 0,010 *
É lícito solicitar teste para Aids no caso dos cirurgiões, em todos os pacientes a quem forem operar (Q20)	8/35	22,9	1/7	14,3	P = 1,000
É lícito solicitar teste para Aids em todos os pacientes pertencentes aos grupos de risco (Q21)	24/36	66,7	2/8	25,0	P = 0,048 *
Em relação ao contato com um paciente com Aids, sente-se confortável morando junto (Q27)	21/26	80,8	4/4	100,0	P = 1,000
Acha que tem alto risco de contrair Aids pela carreira que escolheu (Q45)	5/36	13,9	1/8	12,5	P = 1,000

Tabela 24

Comparação entre as proporções de respostas concordantes segundo possuir familiar ou amigo com doença terminal

	Possui familiar ou amigo com doença terminal				
	Não		Sim		
Questão	n_1/n_2	%	n_1/n_2	%	Comparação
Preocupa-se que futuramente venha a saber que a Aids é transmissível por vias até então tidas como seguras (Q47)	7/30	23,3	2/8	25,0	P = 1,000
Os auxiliares de enfermagem têm alta probabilidade de se contaminar ao cuidar de pacientes com Aids (Q48)	10/39	25,6	1/7	14,3	P = 1,000
Tenho alto risco de me contaminar ao me acidentar com uma agulha utilizada em um paciente com Aids (Q49)	9/38	23,7	3/8	37,5	P = 0,412
Uma enfermeira que esteja grávida não deve cuidar de pacientes com Aids... (Q50)	5/34	14,7	1/8	12,5	P = 1,000

n_1 = número de respostas "concorda"; n_2 = número de respostas "concorda" ou "discorda" (diferentes de "está em dúvida ou não tem opinião a respeito")

Tabela 24. *Continua.*

Comparação entre as proporções de respostas concordantes segundo o número de pacientes com HIV atendidos por semana no ambulatório

	Nº de pacientes com infecção por HIV atendidos por semana no ambulatório				
	Até 10		11 ou mais		
Questão	n_1/n_2	%	n_1/n_2	%	Comparação
Sente-se clinicamente competente para atender em um ambulatório de Aids (Q10)	19/24	79,2	18/20	90,0	P = 0,428
É lícito solicitar teste para Aids ao se suspeitar que um paciente esteja envolvido em sexo inseguro (Q18)	16/25	64,0	8/22	36,4	P = 0,059
É lícito solicitar teste para Aids no caso dos cirurgiões, em todos os pacientes a quem forem operar (Q20)	4/21	19,0	5/21	23,8	P = 1,000
É lícito solicitar teste para Aids em todos os pacientes pertencentes aos grupos de risco (Q21)	15/23	65,2	11/21	52,4	P = 0,387
Em relação ao contato com um paciente com Aids, sente-se confortável morando junto (Q27)	14/16	87,5	11/14	78,6	P = 0,642
Acha que tem alto risco de contrair Aids pela carreira que escolheu (Q45)	2/23	8,7	4/21	19,0	P = 0,403

Tabela 25

Comparação entre as proporções de respostas concordantes segundo o número de pacientes com HIV atendidos por semana no ambulatório

	Nº de pacientes com infecção por HIV atendidos por semana no ambulatório				
	Não		Sim		
Questão	n_1/n_2	%	n_1/n_2	%	Comparação
Preocupa-se que futuramente venha a saber que a Aids é transmissível por vias até então tidas como seguras (Q47)	4/20	20,0	5/18	27,8	P = 0,709
Os auxiliares de enfermagem têm alta probabilidade de se contaminar ao cuidar de pacientes com Aids (Q48)	5/25	20,0	6/21	28,6	P = 0,497
Tenho alto risco de me contaminar ao me acidentar com uma agulha utilizada em um paciente com Aids (Q49)	8/25	32,0	4/21	19,0	P = 0,319
Uma enfermeira que esteja grávida não deve cuidar de pacientes com Aids... (Q50)	1/22	4,5	5/20	25,0	P = 0,087

n_1 = número de respostas "concorda"; n_2 = número de respostas "concorda" ou "discorda" (diferentes de "está em dúvida ou não tem opinião a respeito")

Tabela 25. *Continua.*

Anexo D – Comentários Livres (Transcritos Literalmente)

- Gostaria de tecer observações sobre a questão 59/63 as quais respondi com grande convicção que concordo plenamente. É difícil quando você tem contato com um paciente que é de certa forma a sua apresentação, como por exemplo quando ele é tão jovem como você e apresenta outras características na vida que sejam parecidas com as suas. O fato de estar ao lado desses pacientes, tratando-os e tentando fazer o melhor, embora você saiba que por melhor que seja, não vai lhes garantir todos os anos nas suas vidas que você gostaria que eles tivessem, é bastante angustiante. A grande maioria dos pacientes com quem tive contato no R1 foram terminais (na enfermaria) que já vem para você com uma história de sofrimento "passado", pacientes já graves. No R2, fica mais diferente, porque (no caso da residência do HC) temos a chance de fazer o Ambulatório, com pacientes que são como nós (com a mesma cara de saudáveis). E aí o impacto é bem maior. É terrível você imaginar o futuro (não tão longínquo) desses pacientes! Casos de sofrimento "futuro";

- A mim é indiferente a forma de vida do paciente, tanto sexual como hábitos de vida, com relação à carga psicológica. É tudo um grande drama social e pessoal;

- Sobre os tópicos 39 e 40, acho que atualmente as informações sobre Aids estão bastante disponíveis e cada um deve ser responsável pelos mseus atos. Não cabe ao médico julgar e sim auxiliar;

- Eu acho que o paciente com SIDA é como outro qualquer;

- Ao optar pela carreira de infectologista, desejei imensamente poder optar por não trabalhar com pacientes infectados pelo HIV, muito provavelmente pela frustração que se acompanha em grande parte dos casos. A opção pela infectologia tem, entre outros fatores, uma ligação clara com minha personalidade imediatista. Em grande parte das situações, o número de pacientes com doenças infecciosas significa efetivamente curar. A Aids vai contra esta característica, e tive alguma dificuldade em aceitar esta falha da minha opção. Esta dificuldade em momento algum se relaciona ao perfil dos pacientes (geralmente jovens) muitas vezes homossexuais e drogados) ou com a doença em si, mas sim com a visível impotência do clínico e sua evolução natural;

- Itens n°s 38, 39 e 40: todos sabem os riscos que correm. Acidentes também podem acontecer, não se pode julgar sem saber em que contexto aconteceu. Item nº 40: são pessoas com distúrbio de personalidade e não inconseqüentes. Item n°s 67 e 68: a mesma carga que cuidar de paciente com Aids, independe da sua opção sexual ou se é ou não usuário de droga;

- Cuidar de pacientes com Aids impõe uma sobrecarga psicológica. Porém não importa se o paciente é drogadito ou homossexual ou heterossexual. Isso não interfere na relação médico-paciente, pelo menos para mim;

- Na maioria das vezes, me pergunto se existe diferença entre estar tratando alguém no serviço público, algum dia eu pude fazer tudo o que estava ao meu alcance e mesmo tendo feito não consegui um resultado positivo;

- Paciente com SIDA em fase avançada principalmente. Surge uma carga emocional forte, são difícieis de manipular devido às interações entre o medicamento e pouca resposta ao tratamento (principalmente quando CD4 < 50), gerando um sentimento de impotência do médico e de cobrança e ilusão de melhora (por parte do paciente);

- Um paciente HIV+ independente do tipo da via de transmissão deve ser tratado como ser humano e que por ter uma condição que pode progredir à terminalidade deve receber cuidados bastante complexos e bastante atenção e esclarecimento de sua patologia;

- Penso que é necessário, nos pacientes com Aids, um acompanhamento psicoterapêutico igualmente para o pessoal que os atende porque acontece que às vezes um não sabe agir com os pacientes quando eles falam dos problemas sociais decorrentes da Aids. Igualmente o pessoal que trabalha muitas vezes precisa de ajuda para as fases piores, os problemas dos pacientes e ter sentimentos de frustação quando ... que mesmo fazendo tudo o que se deve não se alcançar os mesmos resultados quando comparados aos pacientes não Aids;

- O preconceito divide, mas os problemas estão em nós mesmos. Os preconceitos talvez sejam apenas "justificativas" para que as pessoas não aceitem outras diferentes, por verem no outro algo que não sabem, que não aceitam nelas mesmas; ou para simplesmente se protegerem, mantendo-se cobertos pelo manto da "normalidade" segundo sua própria cultura;

- Interessante. Mais trabalhos como este devem ser feitos;

- Não vejo mudança da sobrecarga psicológica das questões n°s 66 e 67. A dificuldade da 68 é o paciente estar viciado. 76: o tratamento envolve muita coisa;

- Item nº 76: Que tratamento?

- Um pouco radical esta pesquisa, hein? Acho que lidar com drogaditos exige disciplina para continuidade do tratamento e informação acima de tudo.

V

Referências Bibliográficas

ABDO, C.H.N. *Interações iatropatogênicas: uma contribuição ao estudo da psicologia médica.* São Paulo, 1992, 240 p. Tese de Livre-Docência. Faculdade de Medicina, Universidade de São Paulo.

ABDO, C.H.N.; SCANAVINO, M. de T. **A relação médico-paciente**. In: LOUZÃ, M.; ELKIS, E. *Psiquiatria Básica.* [no prelo, 2ª ed.]

ADLER, R.; WERNER, E.R.; KORSCH, B.M. **Systematic study of four years of internship**. *Pediatrics* 1980, **66(1)**:1000-1008.

ALONSO-FERNANDEZ, F. *Fundamentos de la psiquiatria atual.* 2ª ed, Madrid, Paz Montalvo, 1972.

AMERICAN PSYCHIATRIC ASSOCIATION. *Diagnostic and Statistical Manual.* 3ª ed Washington D.C., APA, 1980.

____ *Diagnostic and Statistical Manual.* 4ª ed. Washington D.C., APA, 1994.

ANDREASEN, N.C. **Body and Soul.** *Am. J. Psychiatry* 153(5):589-590, 1996.

BA, G.; FAVA, E.; CARTA, I. **The Training of the Psychiatrist in Relation to the New Trends in Psychiatry.** *Psychother. Psychosom.* 57:83-87, 1992.

BALINT, E.; BALINT, M. *Psychotherapeutic techniques in medicine.* Londres, Tavistock, 1961.

BALINT, M. *O médico, seu paciente e a doença.* Rio de Janeiro-São Paulo: Atheneu, 1988.

BATTEGAY, M.; WEBER, R.; WILLI, J.; EICH, D.; SIEGENTHALER, W.; LUTHY, R. **Exploring the Doctor-Patient Relationship Reduces Staff Stress and Enhances Empathy When Caring for Aids Patients.** *Psychother. Psychosom.* 56:167-173, 1991.

BENNETT, L. **Aids health care: staff, stress, loss and bearevement**. In: SHERR, L. (ed.) *Grief and Aids.* Chichester, Wiley, 1994.

____ ; KELAHER, M.; ROSS, M. **Quality of life in health care professionals: burnout and its associated factors in HIV/Aids related care.** *Psychology and Health: an International Journal* 9:273-283, 1994.

____ ; ROSS, M.W., SUNDERLAND, R. **The relationship between recognition, rewards and burnout in Aids caring.** *Aids CARE* **8**(2):145-153, 1996.

BERMINGHAM, S.; KIPPAX, S. **HIV-related discrimination: a survey of New South Wales general practitioners.** *Australian and New Zealand Journal of Public Health* **22**(1):92-97, 1998.

BIANCARELLI, A. **Médico quer melhor relação com paciente.** *Folha de S. Paulo, São Paulo.* 25 out. 1997, 3º caderno, p. 5.

____ ; LAMBERT, P. **Brasileiro faz sexo mais cedo, bebe antes da relação e não usa camisinha.** *Folha de S. Paulo,* São Paulo, 21 set. 1999. 3º caderno, p. 1.

BLACKWELL, B.; GUTMANN, M.C.; JEWELL, K.E. **Role adoption in residency training**. *General Hospital Psychiatry* **6**:280-288, 1984.

BLUMENFIELD, M.; SMITH, P.J.; MILAZZO, J.; SEROPIAN, S.; WORMSER, G.P. **Survey of Attitudes of Nurses Working with Aids Patients**. *General Hospital Psychiatry* **9:**58-63, 1987.

BOSIO, A.C.; CESA-BIANCHI, M. **Experience with and attitudes toward HIV patients among italian general practitioners**. *European Journal of Public Health* 7:188-192, 1997.

BOTEGA, N.J.; CASSORLA, R.M.S. **Encaminhamentos ao psiquiatra e relação médico-paciente.** *Rev. ABP-APAL* **13**:55, 1991.

BRASIL. **Dados e pesquisas em DST e Aids.** *SINAN – Sistema Nacional de Agravos de Notificação.* In:http://www.aids.gov.br, 2003.

CAMARNADO Jr, D.V. *Prevenir é melhor que remediar? Os sentidos das práticas sociais preventivas para profissionais de um serviço de orientação e prevenção em DST/Aids.* São Paulo, 2000. 148 p. Dissertação de Mestrado. Pontifícia Universidade Católica de São Paulo.

CAPISANO, H.F. **Manifestações iatrogênicas: conflitos neuróticos do médico prejudicam o paciente.** *ARS CURANDI* **2**:38, 1969.

CASSORLA, R.M.S. **Lidando com Aids: Uma Experiência de Supervisão de Equipe Multiprofissional**. *Revista da Faculdade de Ciências Médicas da UNICAMP* **2**:24-30, 1990.

____ **Dificuldades no lidar com aspectos emocionais da prática médica: estudo com médicos no início de grupos Balint**. *Revista ABP-APAL* **16**(1):18-24, 1994.

____ **O impacto dos atos suicidas no médico e na equipe de saúde**. *Jornal Brasileiro de Medicina* 36(2):107-111, 1989.

CHIATTONE, H.B.C. **Os limites da vida**. In: CHIATTONE, H.B.C.; ANDREIS, M. (eds.). *Anais do Simpósio: Os limites da vida* [Realizado em 20 de novembro de 1993, na Santa Casa de São Paulo]. São Paulo, 1994. pp. 1-2.

COSTA, L.P.M.; FILHO, J.M. **Aspectos psicológicos dos pacientes portadores da síndrome de imunodeficiência adquirida-Aids.** *Rev. Informação Psiquiátrica* **10**(4):112-116, 1991.

DOUGLAS, C.J.; KALMAN, C.M.; KALMAN, T.P. **Homophobia among physicians and nurses: na empirical study**. *Hospital Community Pschiatry* **36**(12):1309-1311, 1985.

DOZOR, R.B.; MEECE, K.S. **Relantionships with Aids Patients: Clinical Metaphors and Preventive Bioethics**. *Family Medicine* 22(6):474-477, 1990.

EAKIN, J.M.; TAYLOR, K.M. **The psychosocial impact of Aids on health workers.** *Aids* **4**(1):257-262, 1990.

EPSTEIN, R.M.; MORSE, D.S.; FRANKEL, R.M.; FRAREY, L.; ANDERSON, K.; BECKMAN, H.B. **Awkward moments in patient-physician communication about HIV risk**. Ann. Intern. Med. **128**:435-442, 1998.

FERREIRA, P.E.M.S.; ABREU, P.B. **Aspectos Psicológicos da Aids**. *Revista ABP-APAL* **10**(2):42-46, 1988.

FIGUEIREDO, M.A.C.; FIORINI, L.N. **Atitudes frente à Aids e Locus de Controle: Um estudo com estudantes e profissionais da enfermagem**. *Medicina, Ribeirão Preto* **29**:301-308, abr.-set.,1996.

____ ; MORAIS, K.C. **Aids e enfermagem; atitudes versus traços de personalidade no contexto do atendimento hospitalar**. *Rev Latinoam Enferm* **22**:41-56, 1994.

____ ; SOUZA, L.B. **Atitudes frente à Aids. Um estudo comparativo entre categorias profissionais na área de saúde**. *Medicina, Ribeirão Preto* **24**(3):175-185, 1991.

FIGUEIREDO, R.M.; TURATO, E.R. ***A enfermagem diante do paciente com Aids e a morte***. *Jornal Brasileiro de Psiquiatria* **44**(12):641-647, 1995.

FLASKERUD, J.H. *Aids/Infecção pelo HIV*. Rio de Janeiro, Medsi, 1992. 366 p.

FOLHA DE S. PAULO – SAÚDE. **Casos de Aids empatam entre gays e heteros**. In: http://www.folhaonline.com.br, 29.11.2003.

FORD, C.V. **Emotional distress in internship and residency: a questionnaire study**. *Psychiatric Medicine* **1**:143-150, 1983.

FREUNDENBERGER, H.J. **The staff burn-out syndrome in alternative institutions**. *Psychotherapy: Theory, research and practice* **12**(1)73-82, 1975.

GADE, C. *Psicologia do Consumidor*. São Paulo, EPU, 1980. 186 p.

GERBERT, B.; MAGUIRE, B.T., BLEECKER, T.; COATES, T.J.; MCPHEE, S.J. **Primary care physicians and Aids: attitudinal and structural barriers to care**. *JAMA* **266**:2837-2842, 1991.

GIR, E.; MORIYA, T.M. **Interação verbal entre a equipe de enfermagem e o paciente com Aids**. *Revista da Escola de Enfermagem da USP* **24**(2):301-313, 1990.

GIRARD, D.E.; HICKAM, D.H.; GORDON, G.H.; ROBISON, R.O. **A prospective study of internal medicine resident's emotions and attitudes throughout their training**. *Academic Medicine* **66**(2):111-114, 1991.

GOTLIEB, S.L.A.; CASTILHO, E.A.; BUCHALLA, C.M. **O impacto da Aids na esperança de vida**. *Coordenação Nacional de DST/Aids*, 2000.

GRASSI, L.; RIGHI, R.; MAKOUI, S.; SIGHINOLFI, L.; FERRI, S.; GHINELLI, F. **Illness behavior, emotional stress and psychosocial factors among asymptomatic HIV-infected patients**. *Psychotherapy and Psychosomatics* **68**:31-38, 1999.

JASPERS, K. *Psicopatologia Geral.* Rio de Janeiro, Atheneu, 1973, v. 1.

KALIMO, R.; MEJMAN, T. **Psychological and behavioral responses to stress at work**. In: KALIMO, R.; MOSTAFA, A.E.B.; COOPER, C.L. (orgs.). *Psychosocial factors at work and their relation to health.* Geneve, World Health Organization. 245 p.

KAPLAN, H.I. & SADOCK, B.J. *Compêndio de Psiquiatria Dinâmica.* 3ª ed. Porto Alegre, Artes Médicas, 1984, 943 p.

KELLY, J.A.; ST. LAWRENCE, J.S.; SMITH, S.; HOOD, H.V.; COOK, D.J. **Stigmatization of Aids Patients by Physicians**. *American Journal of Public Health* **77**(7):789-791, 1987.

LAIN ENTRALGO, P. *El médico y el enfermo.* Madrid, Guadarrama, 1969.

LIEF, H.I.; YOUNG, K.; SPRUIELI, V.; LANCASTER, R.; LIEF, V.F. **A psychodinamic study of medical students and their adaptational problems**. *The Journal of Medical Education* **35**:696-704, 1960.

MALBERGIER, A.; STEMPLIUK, V. **Os médicos diante do paciente com Aids: atitudes, preconceitos e dificuldades**. *Jornal Brasileiro de Psiquiatria* **46**(5):265-273, 1997.

MANN, J.; TARANTOLA, D.; NETTER, T.W. (orgs.). **Uma Epidemia Global Fora de Controle?** In: *A Aids no mundo.* Rio de Janeiro, ABIA, IMS/UERJ, Relume-Dumará, 1993, cap. 1, pp . 1-9.

MARTINS, L.A.N. **Consultoria psiquiátrica e psicológica no hospital geral: a experiência do Hospital São Paulo**. *Revista ABP-APAL* 11:160-164, 1989.

_____. *Residência Médica: Um Estudo Prospectivo Sobre Dificuldades na Tarefa Assistencial e Fontes de Estresse.* São Paulo, 1994. 229 p. Tese de Doutorado. Escola Paulista de Medicina.

MATHEWS, C.; BOOTH, M.W.; TURNER, J.D.; KESSLER, L. **Physicians' Attitudes Toward Homosexuality - Survey of a California County Medical Society**. *The Western Journal of Medicine* 144:106-110, 1986.

McCRORY, D.J.; MARRONE, J.A. **The physician and the disabled patient: a challenge to medical education**. *Journal of Medical Education* **59**:429-431, 1984.

McCUE, J.D. **The effects of stress on physicians and their medical practice**. *The New England Journal of Medicine* **306**:458-463, 1982.

MELEIRO, A.M.A. da S. *O médico como paciente*. São Paulo, Lemos, 1999.

MILLAN, L.R.; DE MARCO, O.L.N.; ROSSI, E.; MILLAN, M.P.B.; ARRUDA, P.V. **Alguns aspectos psicológicos ligados à formação médica**. *Revista ABP-APAL* **13**(4):137-142, 1991.

NASH, A. **A terminal case? Burnout in palliative care**. *The Professional Nurse*, pp. 443-444, june, 1989.

NOTO, J.R.S. **A emergência de caracteropatia profissional em estudantes do quinto ano médico**. *Boletim de Psiquiatria* **17**:101-107, 1984.

O'DONNELL, L.; O'DONNELL, C.R. **Hospital workers and Aids: effect of in-service education on knowledge and perceived risks and stresses**. *N Y State J Med* **87**(5):278-280, 1987.

OLIVEIRA NETO, M.X. **O paciente homossexual HIV positivo (Aids) e a morte**. *Jornal Brasileiro de Psiquiatria* **39**(5):244-249, 1990.

OMS. *Classificação Internacional de Doenças*. 10ª ed. Porto Alegre, Artes Médicas, 1993.

PEÑA M., E.U.I. (org.) **Grado de conocimientos y actitud de los funcionarios del Hospital Carlos Van Buren frente a los pacientes SIDA**. *Bol. Hosp. Viña del mar* **48**(2)89-92, 1992.

PERESTRELLO, D. *A medicina da pessoa*. 3ª ed. Rio de Janeiro, Atheneu, 1987.

_____. *A psicoterapia do médico prático*. Rio de Janeiro, Atheneu, 1973.

PIALOUX, G. **Sida: les mutations viro-induites de la relation médecin-malade**. *Rev. de Méd. Psychosom.* **25**:81-88, 1991.

REISER, M.F. **Are Psychiatric Educators "Losing the Mind"?** *American Journal of Psychiatry* **145**(2):148-153, 1988.

RIVETTI, L.A. **Fatores estressantes do exercício profisional**. In: CHIATTONE, H.B.C.; ANDREIS, M. (eds.). *Anais do Simpósio: Os limites da vida* [Realizado em 20 de novembro de 1993, na Santa Casa de São Paulo]. São Paulo, 1994. p.10.

ROSS, M. **Suicide among physicians: a psychological study**. *Diseases of Nervous System* 31:145-150, 1973.

UNAids. *Aids Epidemic Update*, 2003.

SANDE, M.A.; GILBERT, D.N.; MOELLERING Jr, R.C. *Guia Sanford para o tratamento da Aids/HIV*. 7ª ed. Rio de Janeiro, EPUC, 1998. 133 p.

SANDOVAL, A.; VILADOMS, A.; de LEÓN, S.P. **La experiencia de un grupo Balint en el Instituto Nacional de la Nutrición "Salvador Zubirán"**. *Salud Mental* **17**(1):18-24, 1994.

SCANAVINO, M. de T.; de RESENDE, F.M.P.; ABDO, C.H.N. **A relação médico-paciente na Aids: resultados preliminares de um estudo**. *Revista Brasileira de Clínica e Terapêutica* **26**(6):203-207, 2000.

SCHAERER, R. **Suffering of the doctor linked with the death of patients**. *Palliative Medicine* **7**(1):27-37, 1993.

SCHREIBER, S.C. **Emotional problems of physicians: nature and extent of problem**. *Arizona Medicine* **34**:323-325, 1977.

SEARLE, E.S. **Knowledge, Attitudes, and Behaviour of Health Professionals in Relation to Aids**. *The Lancet* **1**(8523):26-28, 1987.

SHAPIRO, M.F.; HAYWARD, R.A.; GUILLEMOT, D.; JAYLE, D. **Residents' Experiences in, and Attitudes Toward, The Care of Persons with Aids in Canada, France and the United States**. *JAMA* **268**(4):510-515, 1992.

SHERMAN, D.W. **Nurses' willingness to care for Aids patients and spirituality, social support, and death anxiety**. *Journal of Nursing Scholarship* **28**(3):205-213, 1996.

SOMOGYI, A.A.; WATSON-ABADY, J.A.; MANDEL, F.S. **Attitudes Toward the Care of Patients With Acquired Immunodeficiency Syndrome.** *Arch. Surg.* **125**:50-53, jan., 1990.

SULLIVAN, P. **Aids is changing nature of doctor-patient relationship, doctors at CMA conference told**. *Can. Med. Assoc. J.* **146**(10):1798-1799, 1992.

TASMAN, A. **The future of residency training in psychiatry**. *Bulletin of the Menninger Clinic* **58**(4):474-485, 1994.

TEIXEIRA, P.R. **Apresentação**. *Boletim Epidemiológico Aids.* In:http://www.aids.gov.br, 2003.

TREIBER, F.A.; SHAW, D.; MALCOLM, R. **Acquired Immune Deficiency Syndrome: Psychological Impact on Health Personnel**. *The Journal of Nervous and Mental Disease* **175**(8):496-499, 1987.

WACHTER, R.M. **The Impact of the Acquired Immunodeficiency Syndrome on Medical Residency Training**. *The New England Journal of Medicine* **314**(3):177-180, 1986.

WEINBERGER, M.; CONOVER, C.J.; SAMSA, G.P.; GREENBERG, B.S. **Physicians' Attitudes and Practices Regarding Treatment of HIV-Infected Patients**. *Southern Medical Journal* **85**(7):683-686, 1992.

WERTZ, D.C.; SORENSON, J.R.; LIEBLING, L. **Knowledge and attitudes of Aids health care providers before and after education programs**. *Public Health Rep* **102**(3):248-254, 1987.

WHITTY, C.J.M. **Erasmus, syphilis, and the abuse of stigma**. *The Lancet* 354:2147-48, 1999.

WICKRAMASURIYA, T.V. **Attitudes of Medical Students toward the Immune Deficiency Syndrome (Aids)**. *West Indian Medical Journal* **44**(7):7-10, 1995.

WORLD HEALTH ORGANIZATION. *Weekly Epidemiological Record.* 47, 26 de nov., Geneve, 1999.

WORMSER, G.P.; JOLINE, C. **Would you eat cookies prepared by an Aids patient?** *Postgraduate Medicine* **86**(1):174-186, 1989.

YALLOP, S.; LOWTH, A.; FITZGERALD, MH.; REID, J.; MORELLI, A. **The changing world of HIV care: the impact on health professionals**. *Culture, health and sexuality* **4**(4):431-41, 2002.

YEDIDIA, M.J.; BERRY, C.A. **The impact of residency training on physicians'Aids-related treatment practices: a longitudinal panel study**. *Academic Medicine* **74**(5):532-538, 1999.

YORKE, C. **A defect in Training.** *British Journal of Psychiatry* **152**:159-163, 1988.

Publicações Via Lettera

Psicanálise e Psiquiatria

Do amor ao pensamento. A psicanálise, a criação da criança e D. W. Winnicott – Heitor O'Dwyer de Macedo
A criança, sua doença e os "outros" – Maud Mannoni
O paradoxo da psicanálise. Uma ciência pós-paradigmática – Antonio Muniz de Rezende
A psicanálise "atual" na interface das "novas" ciências – A. Muniz de Rezende e I. Gerber
Entre Moisés e Freud. Tratados de origens e de desilusão do destino – Daniel Delouya
Discurso do capitalista. Uma montagem em curto-circuito – Luiza Helena Pinheiro Gonçalves
Piera Aulagnier. Uma contribuição contemporânea à obra de Freud – Maria Lucia Vieira Violante
Diálogos Klein-Lacan – Bernard Burgoyne e Mary Sullivan (eds.)
Ana K. ou a conjugação do corpo. História de uma análise – Heitor O'Dwyer de Macedo
Colóquio Freudiano. Teoria e prática da psicanálise freudiana – Ana Maria Sigal e Isabel de Vilutis (orgs.)
(Im)possível diálogo psicanálise psiquiatria – Maria Lucia V. Violante (org.)
Passagem para o desconhecido. Um estudo psicanalítico sobre migrações entre o Brasil e o Japão – Taeco Toma Carignato
Psicanálise e Universidade nºs 12/13 - Núc. de Psic. do Prog. de Est. Pós-Grad. da PUC-SP
Psicanálise e Universidade nº 14 - Núc. de Psic. do Prog. de Est. Pós-Grad. da PUC-SP
Psicanálise e Universidade nº 15 - Núc. de Psic. do Prog. de Est. Pós-Grad. da PUC-SP
Psicanálise e Universidade nº 16 - Núc. de Psic. do Prog. de Est. Pós-Grad. da PUC-SP
Psicanálise e Universidade nº 17 - Núc. de Psic. do Prog. de Est. Pós-Grad. da PUC-SP
Formas do vazio. Desafios ao sujeito contemporâneo – Carmen Da Poian (org.)
Delírio. Uma nova concepção projetada em cinemas – José Paulo Fiks
Memória corporal e transferência – Ivanise Fontes
Psicopatologia: vertentes, diálogos. Psicofarmacologia, psiquiatria, psicanálise – David Calderoni (org.)
A clínica e o sintoma. O curável e o que não tem cura – Maria Cristina Ocariz
O que acontece nos grupos – R. D. Hinshelwood
Viagem ao país do Nuncacomer – Silvia Fendrik
Aids. A relação médico-paciente – Marco de Tubino Scanavino

Comportamento

Sexo – Rosely Sayão (Co-ed. Escuta)
A difícil vida fácil do adolescente – M. C. Negreiros, S. D'Al Porto e M. Isaac
Manual de Teatro Doméstico – Raul Lamba
Perfil de Habilidades Fonológicas – Isabel de Carvalho, Ana Maria M. Alvarez e Aparecida L. Caetano
Em busca da escola ideal – Neda Lian Branco Martins
Tênis para crianças – Suzana Silva

Ficção e Poesia

A geringonça e outros contos – Gabriel de Mattos
Fumaça e espelhos – Neil Gaiman
Na margem esquerda do rio: contos de fim de século – Juliano Moreno e Mário Cezar Silva Leite (sels. e orgs.)
As ondas da vida – José Augusto de Aguiar Costa
Sombras e nefastos – Ricardo Bellissimo
Pah! – Artur de Carvalho
Enviajando – David Calderoni

Sociologia

A longa marcha dos camponeses franceses – Louis Malassis

Coleção Psicanalistas de Hoje

Joyce McDougall – Ruth Menahem
Sándor Ferenczi – Thierry Bokanowski
André Green – François Duparc
Melanie Klein – Dominique Arnoux

Coleção Explicado a

O racismo explicado à minha filha – Tahar Ben Jelloun
Auschwitz explicado à minha filha – Annette Wiewiorka
O amor explicado aos meus filhos – N. Bacharan e D. Simonnet
A cultura explicada à minha filha – J. Clément
A não-violência explicada às minhas filhas – Jacques Sémelin
A república explicada à minha filha – R. Debray
As religiões explicadas à minha filha – Roger-Pol Droit
Deus explicado aos meus netos – J. Sémelin

Coleção Música Viva

Exercícios preliminares em contraponto – Arnold Schoenberg
Do tempo musical – Eduardo Seincman
As vozes da canção na mídia – Heloísa de Araújo Duarte Valente
Sygkhronos. A formação da poética musical do cinema – Ney Carrasco

Álbuns de HQ

O homem ideal – Ralf König
Balas Perdidas 1 – David Lapham
Balas Perdidas 2 – David Lapham
"Cidade de Vidro" de Paul Auster – D. Mazzucchelli e P. Karasik
V de Vingança 1 – Alan Moore e David Lloyd
V de Vingança 2 – Alan Moore e David Lloyd
Bone 1 - Fora de Boneville – Jeff Smith
Bone 2 - Equinócio de Primavera – Jeff Smith
Bone 3 - A Feira da Primavera – Jeff Smith
Bone 4 - A Grande Corrida das Vacas – Jeff Smith
Bone 5 - A Jornada – Jeff Smith
Bone 6 - A Tempestade – Jeff Smith
Bone 7 - A Vila Fortificada – Jeff Smith
Bone 8 - O Matador de Dragões – Jeff Smith
Usagi Yojimbo - Samurai! – Stan Sakai
Usagi Yojimbo - Ronin – Stan Sakai
Usagi Yojimbo - Bushido – Stan Sakai
Crônicas da Província – W. Antunes e M. Couto
O Girassol e a Lua – Dez Pãezinhos – Fábio Moon e Gabriel Bá
Estranhos no Paraíso – Sonho com Você 1 – T. Moore
Estranhos no Paraíso – Sonho com Você 2 – T. Moore
Tongue & Lash – Randy & Jean-Marc Lofficier e D. Taylor
Do inferno 1 – Alan Moore e Eddie Campbell
Do inferno 2 – Alan Moore e Eddie Campbell
Do inferno 3 – Alan Moore e Eddie Campbell
Do inferno 4 – Alan Moore e Eddie Campbell
As aventuras de Luther Arkwright 1 – Bryan Talbot
As aventuras de Luther Arkwright 2 – Bryan Talbot
O Gralha – Cracomics
Front #7. Arte – Kipper, Orlando e Maringoni (orgs.)
Front #8. Absoluto – Kipper, Orlando e Maringoni (orgs.)
Front #9. Amor – Kipper, Orlando e Maringoni (orgs.)
Front #10. O estranho – Kipper, Janaina e Maringoni (orgs.)
Front #11. Violência – Kipper, Janaina e Maringoni (orgs.)
Front #12. Trabalho – Kipper, Janaina e Maringoni (orgs.)
Front #13. Feminilidade – Sam Hart, Janaina e D'Salete (orgs.)
Front #14. Infância – Sam Hart, Janaina e D'Salete (orgs.)
Meu coração não sei por quê. – Dez Pãezinhos – Fábio Moon e Gabriel Bá
Ódio – Peter Bagge

Estrada para Perdição 1 – M. Allan Collins e R. P. Rayner
Estrada para Perdição 2 – M. Allan Collins e R. P. Rayner
Estrada para Perdição 3 – M. Allan Collins e R. P. Rayner
Dez na área, um na banheira e ninguém no gol – Orlando (org.)
Diga-me com que carro andas e te direi quem és – Caco Galhardo
Central de tiras – Bio, Cedraz *et al.*
Zé Gatão. Crônicas do tempo perdido – Eduardo Schloesser
Zarathustra – Jerri Dias e Daniel Moraes
Paulistano da Glória – Xalberto, Bira Câmara e Sian